発達障害の子の

「友達づくり」トレーニング

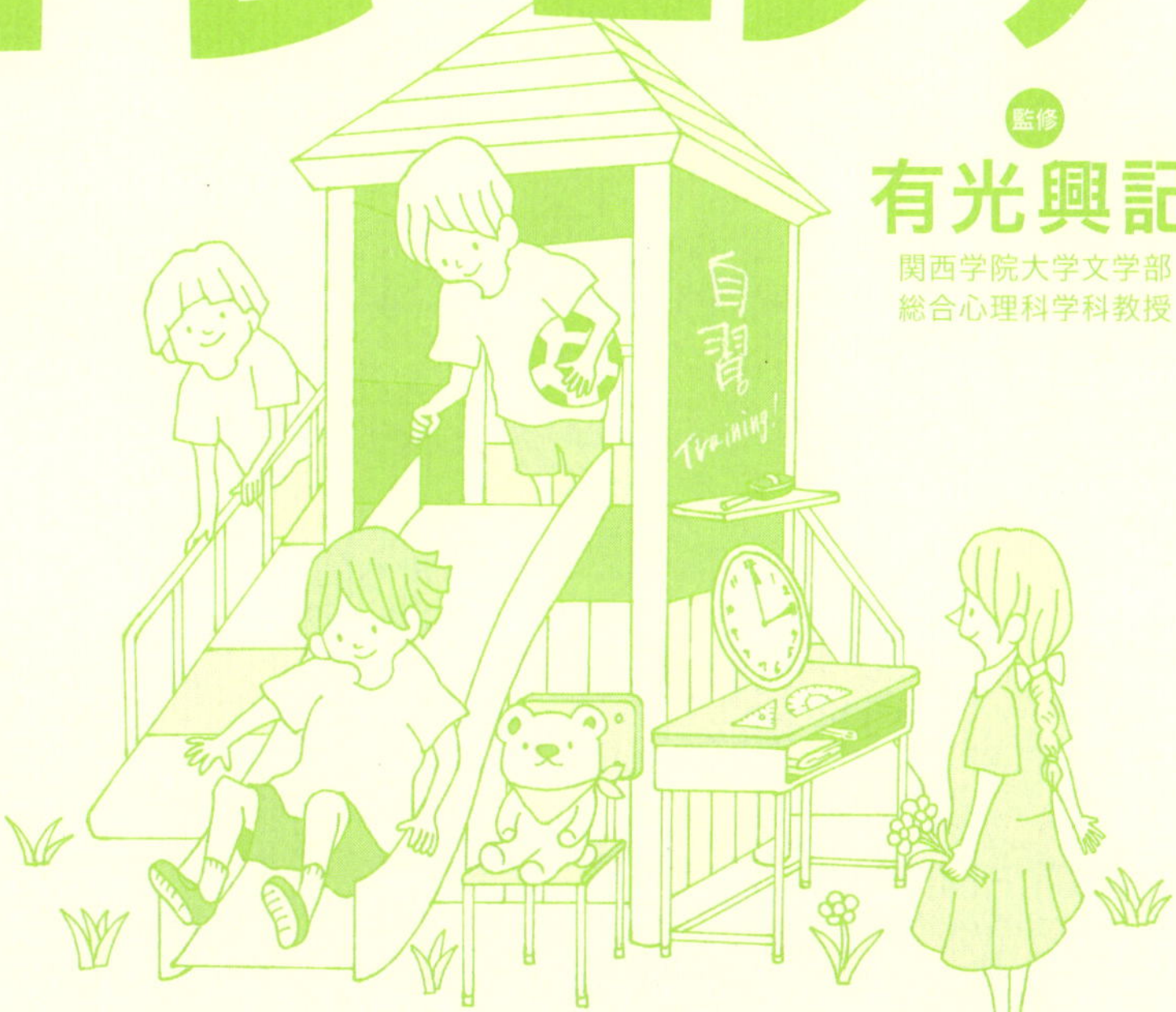

監修
有光興記
関西学院大学文学部
総合心理科学科教授

健康ライブラリー
スペシャル
講談社

まえがき

小学校高学年くらいになると、友達の存在がお互いに必要不可欠となってきます。

登校するときに、仲のよい子と話しながら歩くのが楽しくなってくる。休み時間もいっしょにいたい。日曜日も親といっしょにいるよりも、友達と出かけて楽しみたい。

そうした関係性のなかで、相談したり支え合ったりしつつ、ケンカをすることがあっても、中学を卒業する頃には親友と呼べる子がひとりや二人できている。私たちの大半は、そういう青春をすごしてきたと思います。

ＡＳＤやＡＤＨＤ、ＬＤなどの発達障害（発達症）がある子は、そのような友達づくりがすごく苦手です。友達がほしいと思っていても、会話をすると自分の話ばかりで、友達が去っていく。そして休み時間にはひとりぼっちでいる。そういった姿がみられます。

放課後、ほかの子どもたちがいっしょになって楽しそうにしているのに、発達障害の子だけ不機嫌に帰ってくる様子をみれば、お父さん、お母さんは心配になるでしょう。

どうすれば、その子によい友達関係ができるのでしょうか。

小学校高学年に入ると、集団行動にたくさんの課題が出てきます。それが友達付き合いのひとつのポイントです。この本では、そのなかから発達障害の子がつまずきやすい点とそのトレーニング方法をまとめました。

以前に『発達障害の子のコミュニケーション・トレーニング』という本でも、子どもの社会性を伸ばすトレーニングを紹介しました。その本では主に幼児や小学生に向けてコミュニケーションの基本を解説しましたが、今回はその発展形として、小学校高学年を中心に、小学生から高校生くらいまでの子に向けて、友達付き合いのコツを紹介しています。ぜひ参考にしてみてください。

発達障害の子には、思春期になってもお父さんやお母さんのたすけがまだ必要です。子どもたちが青春時代に友達との美しい思い出を残せるよう、切に願っています。

関西学院大学文学部総合心理科学科教授
有光興記

発達障害の子の「友達づくり」トレーニング

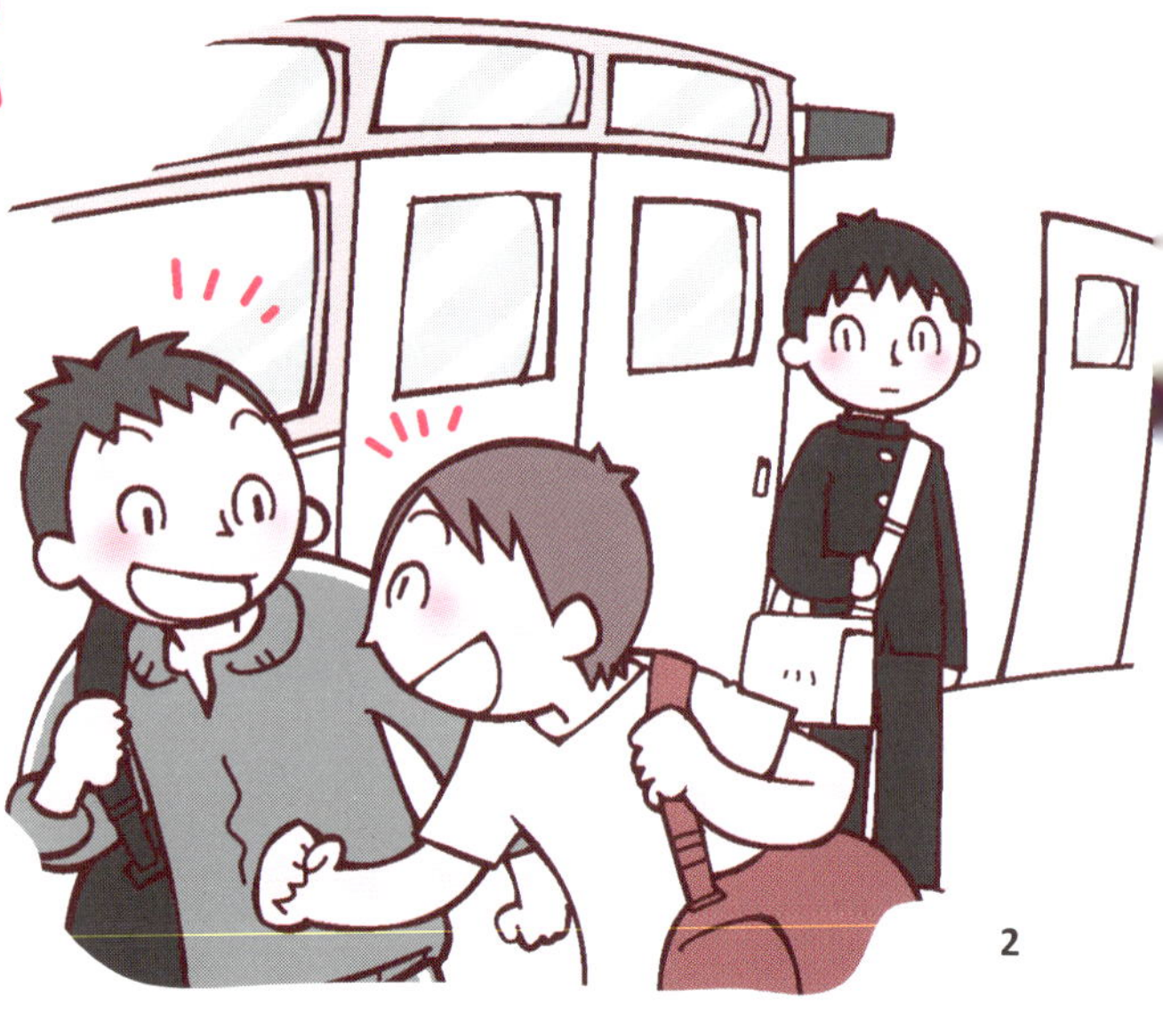

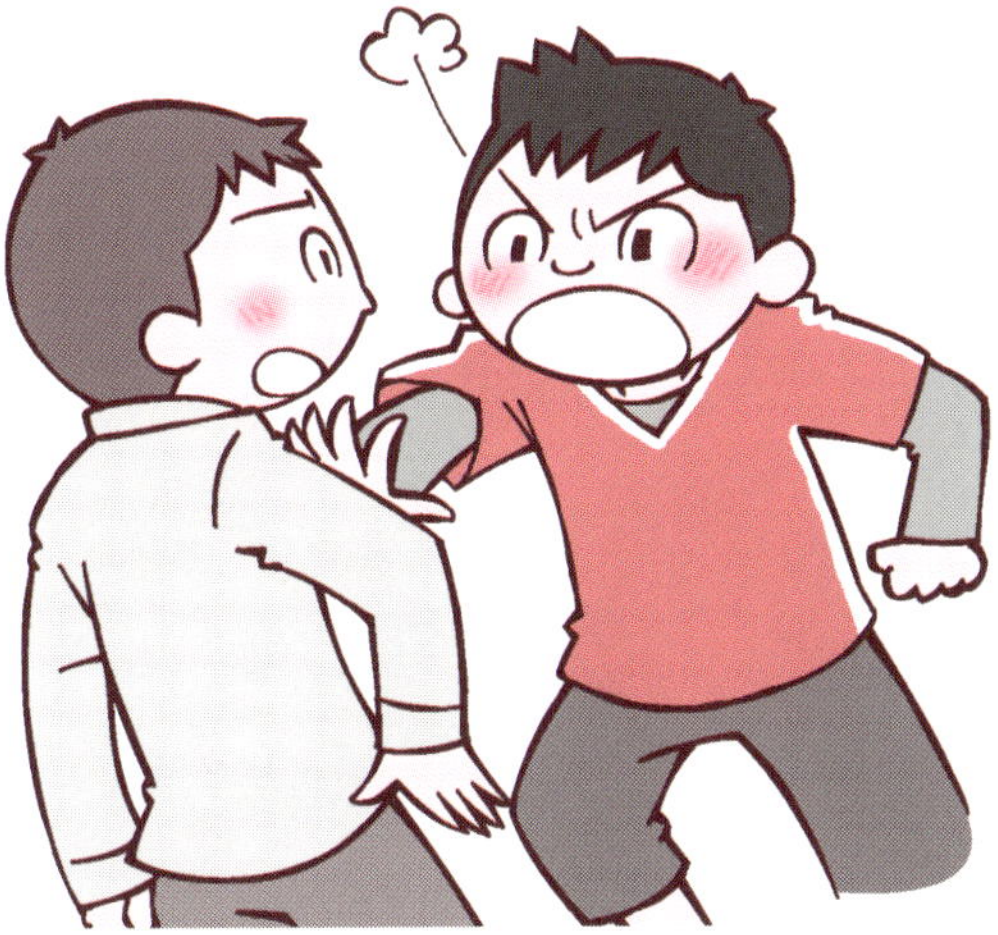

2 どうして友達がなかなかできないのか

3 今日からはじめる「友達づくり」トレーニング ……39

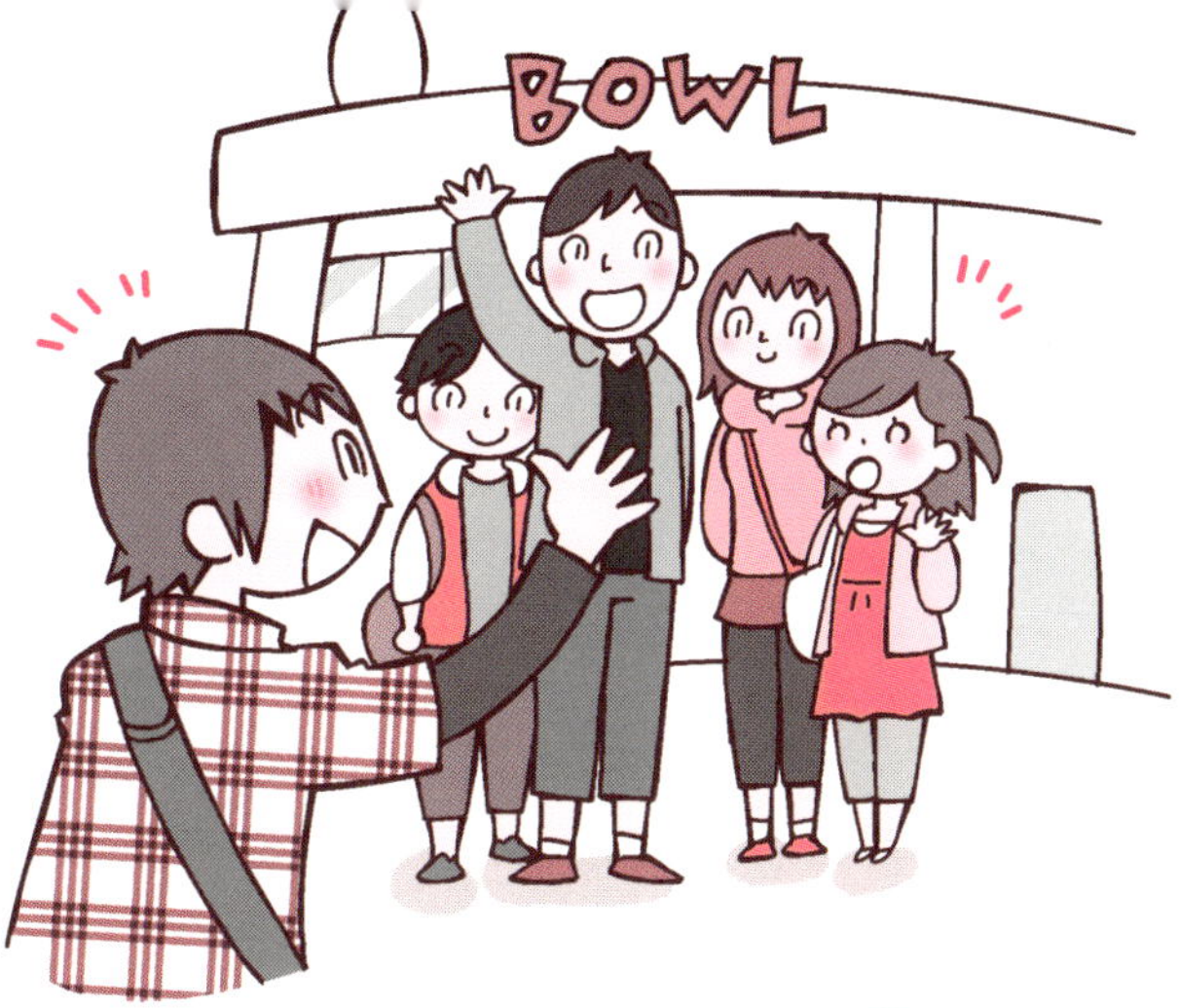
BOWL

友達付き合いがこじれたら、どうすればよいのか

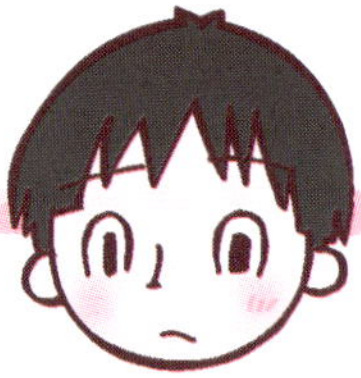

1 子どもたちは小学校低学年くらいまで、誰とでも仲良く遊びます。まだ幼いので、友達付き合いがシンプルです。子どもに「人の話を聞かない」などの特徴があっても、ほかの子にも未熟な部分があるため、それほど目立ちません。

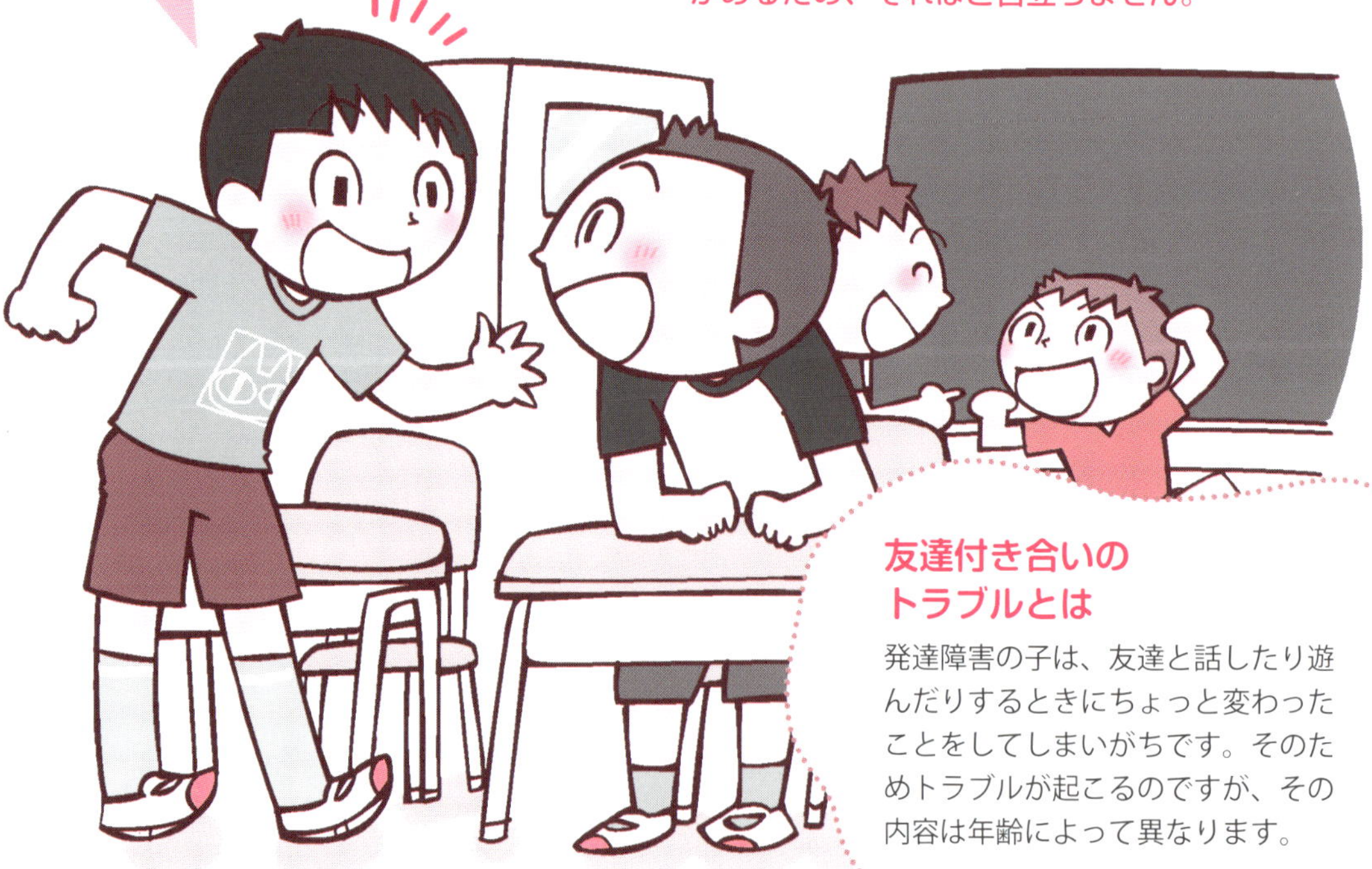
昨日のテレビみた？
すごいロボットが陸上競技の
世界チャンピオンと
競争していて、それで……

友達付き合いのトラブルとは

発達障害の子は、友達と話したり遊んだりするときにちょっと変わったことをしてしまいがちです。そのためトラブルが起こるのですが、その内容は年齢によって異なります。

くわしくは第１章へ

2

小学４年生くらいになると、人の気持ちを想像できる子のほうが多くなります。まわりに合わせて行動することを覚えはじめます。「人の話を聞かない」という特徴のある子は、ほかの子とうまくいかないことが増えてきます。

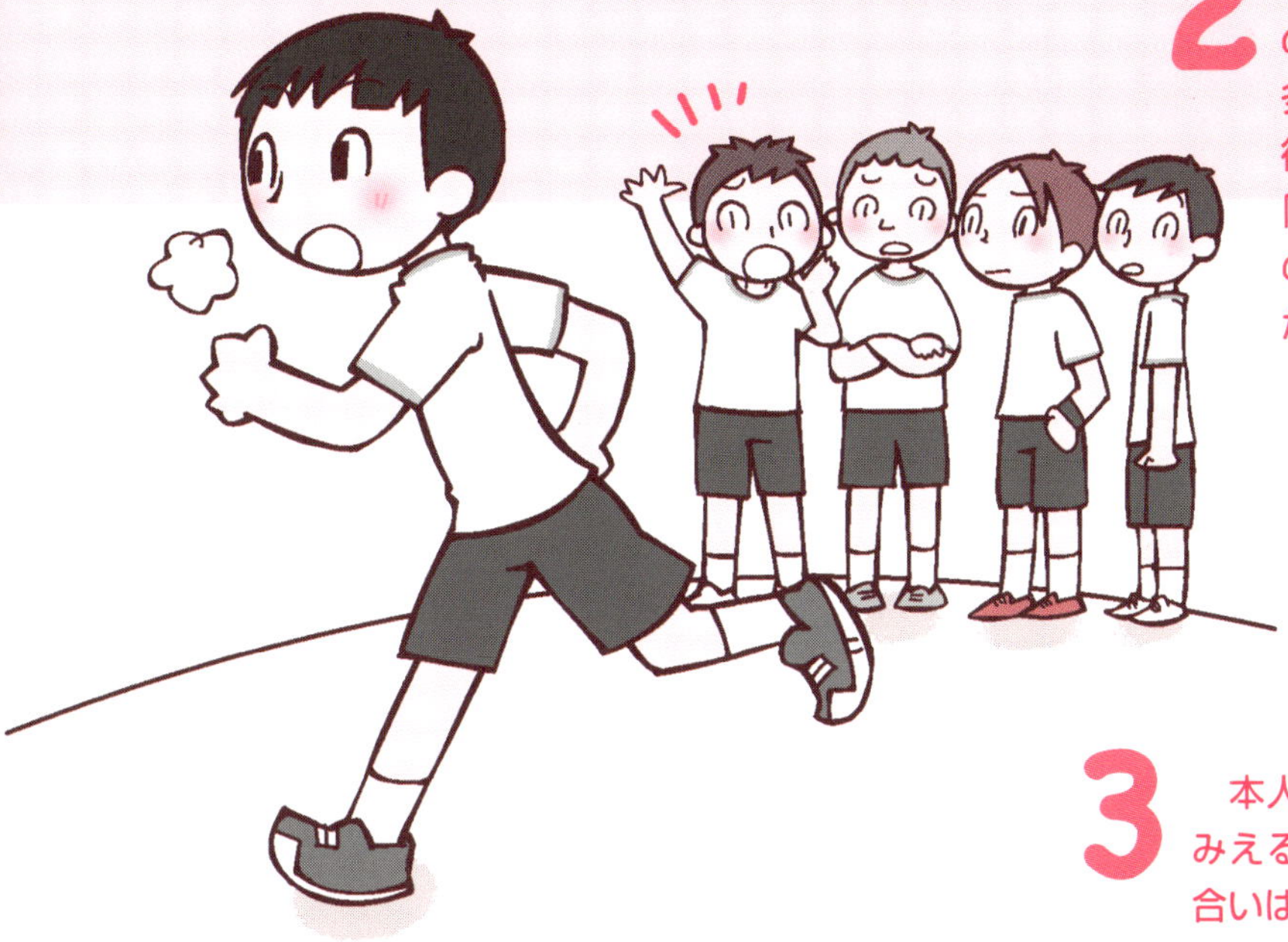

3

本人に悪気はなくても、自分勝手にみえる行動を続けていれば、友達付き合いはこじれていきます。「人の話を聞かない」ことが変わらなければ、その子は徐々に孤立していってしまいます。

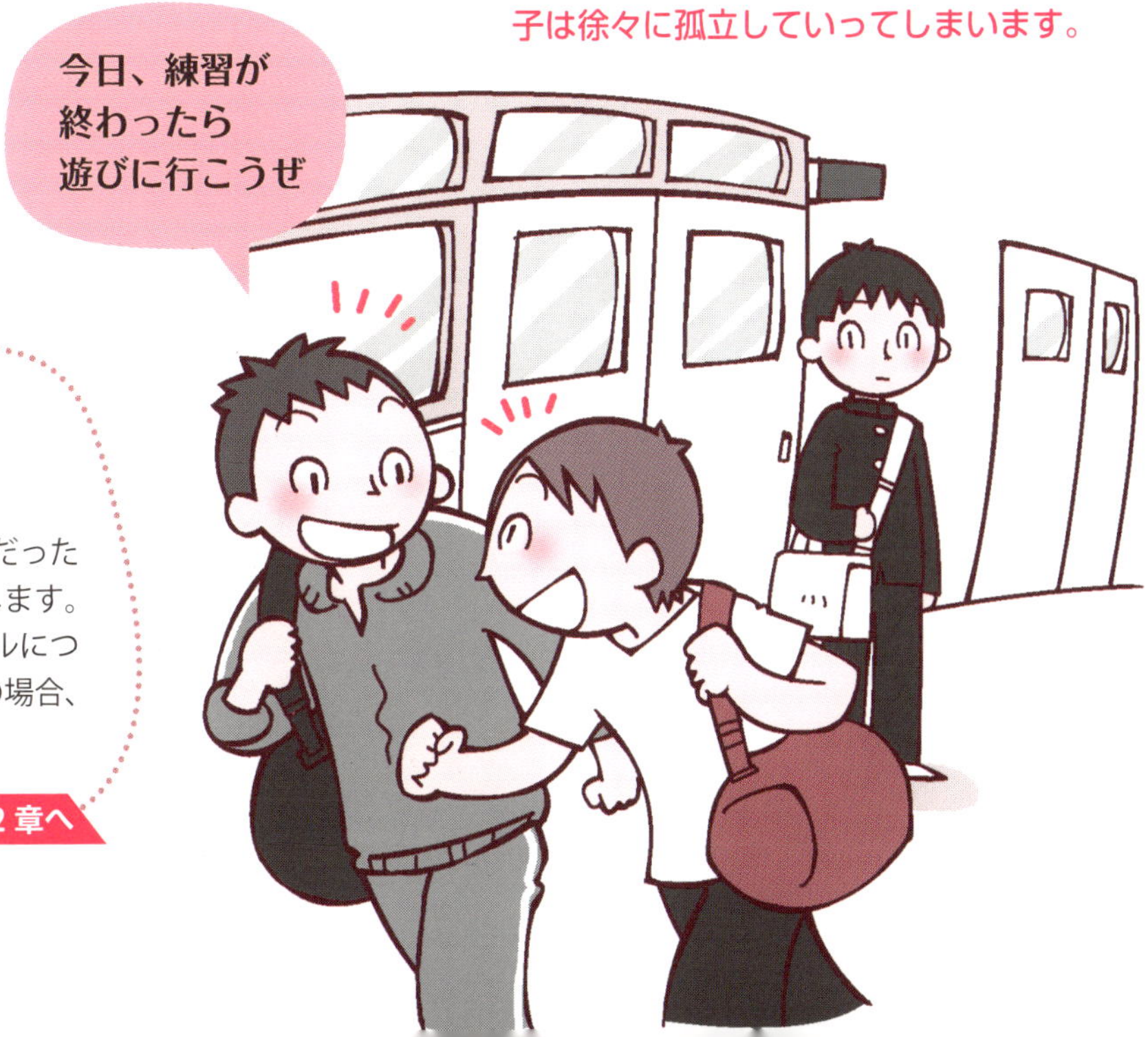

なぜ付き合いがこじれるのか

発達障害の子は会話が一方的だったり、集団行動が苦手だったりします。それが友達付き合いのトラブルにつながっているのですが、多くの場合、本人は自覚できていません。

くわしくは第２章へ

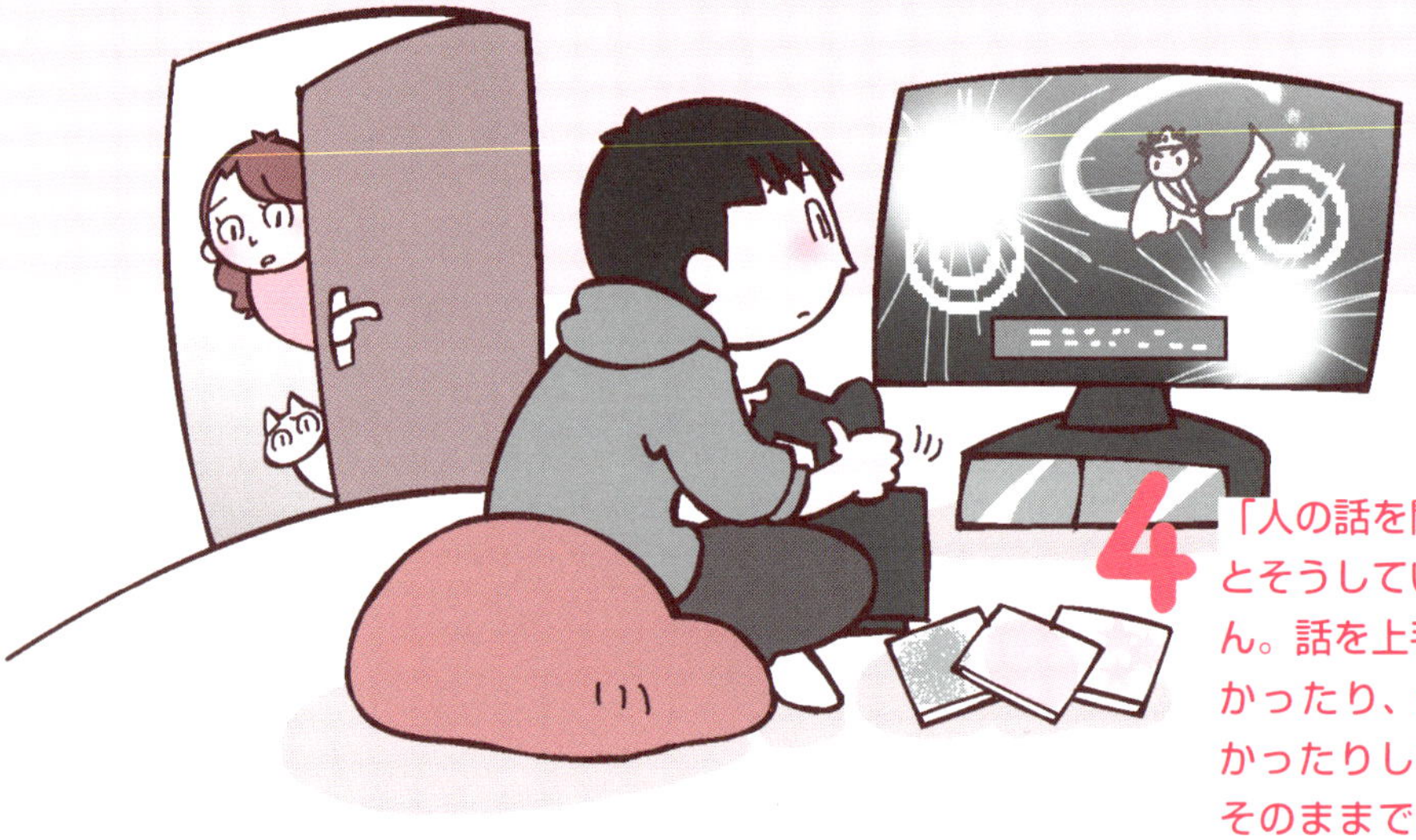

4 「人の話を聞かない」子は、わざとそうしているわけではありません。話を上手に聞く方法を知らなかったり、知っていてもできなかったりして、苦しんでいます。そのままでは孤立が深まります。サポートが必要です。

5 親子で「どうすれば友達とうまく付き合えるのか」を考えていきましょう。たとえば、まわりの子のアドバイスを聞けるようになれば、状況は大きく変わります。そのために、どんなことができるでしょうか。

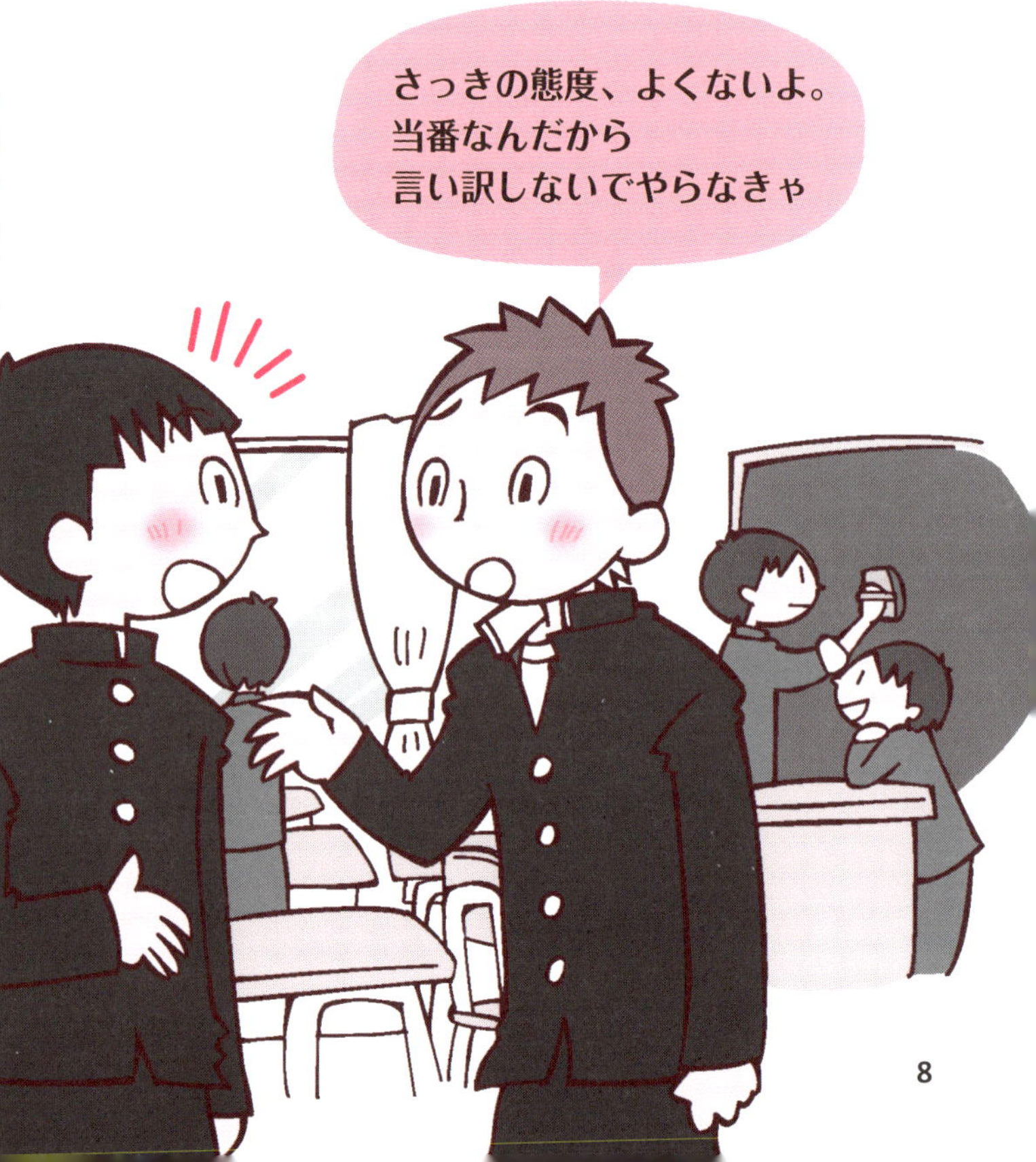
さっきの態度、よくないよ。
当番なんだから
言い訳しないでやらなきゃ

本人と親が
今日からできること

子どものどんな言動がトラブルにつながっているか、それはどうすれば解消するのかを、考えていきましょう。本書の 15 種類のトレーニングに、とりくんでみてください。

第 3 章・第 4 章へ

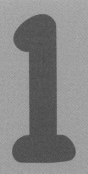

1 友達付き合いで どんなトラブルがあるか

トラブルといっても、多くの場合、
最初はちょっとしたすれ違いからはじまります。
友達との会話がかみ合わなかったり、
みんなで遊んでいるときにもめごとが起こったり。
そんなすれ違いが、徐々に深刻なトラブルへと
変わっていくのです。

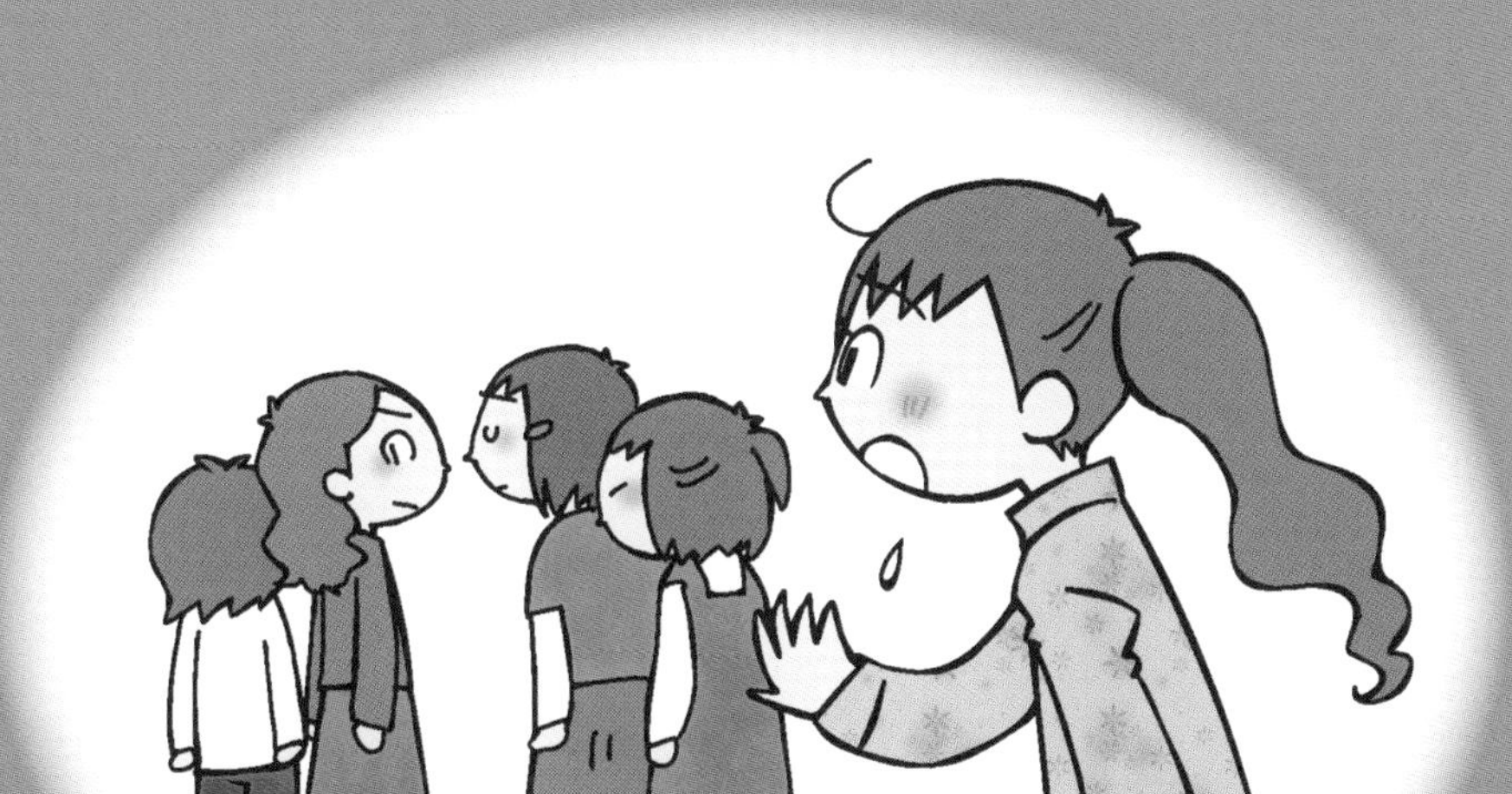

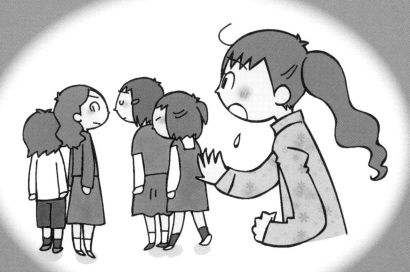

Aくん（小3）の場合

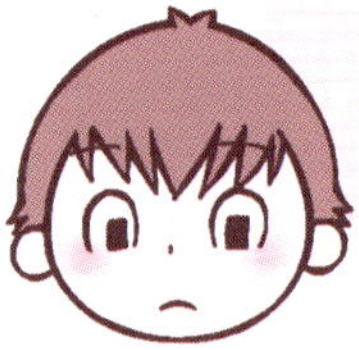

学校や公園で遊びの輪に入れない

プロフィール

Aくんは小学3年生の男子。ASDの傾向（24ページ参照）がありますが、本人も家族も、まわりの友達も、それに気づいていません。

1 Aくんはいつもマイペース。グループで遊ぶとき、その場にいることはできるのですが、遊びにうまく入っていくことができません。

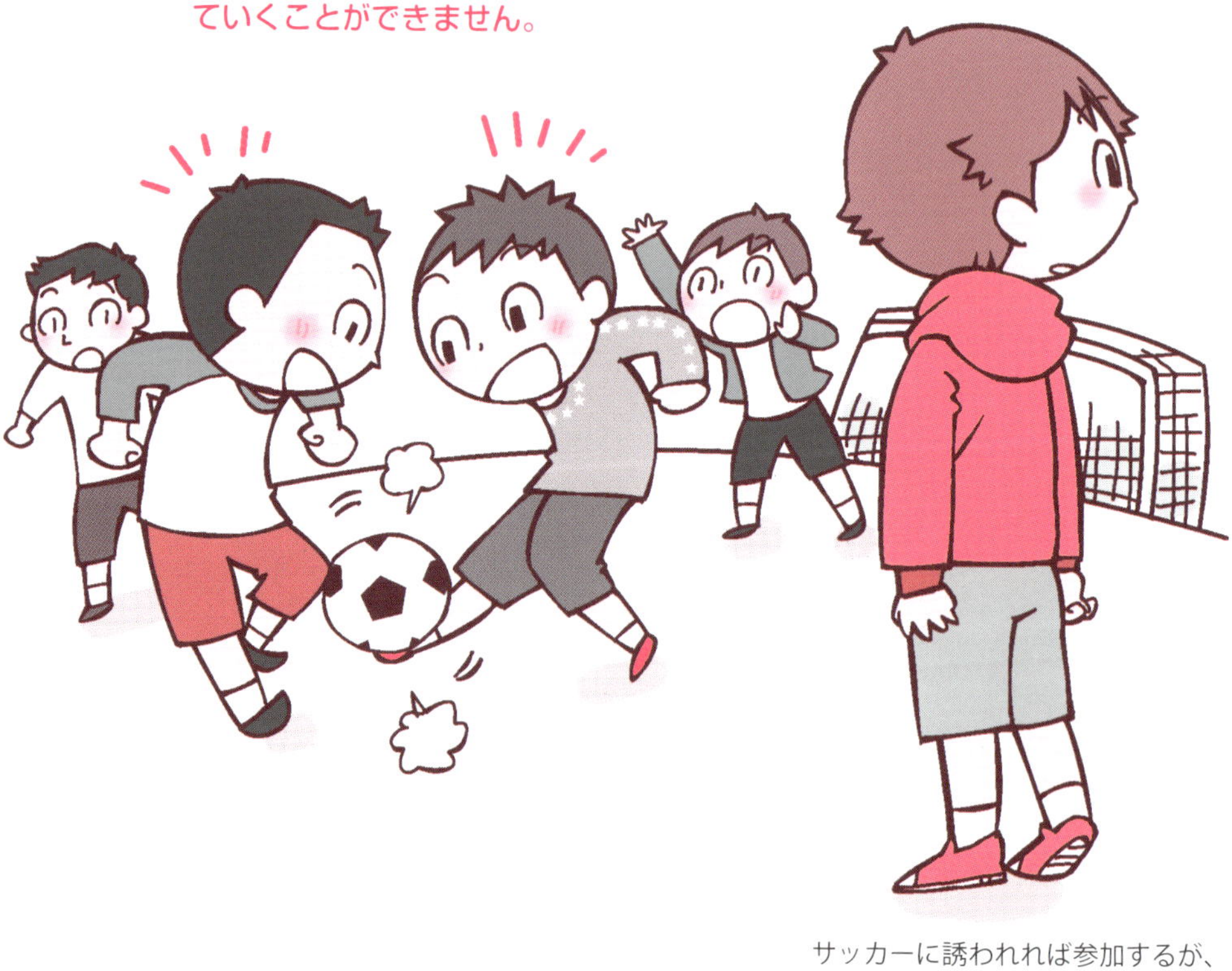

サッカーに誘われれば参加するが、よそみをしていたりする。遊びの輪には入れていない

2 Aくんには何人か友達がいます。話したり遊んだりしています。しかし、話がくい違ったりして、うまくいかないこともあります。

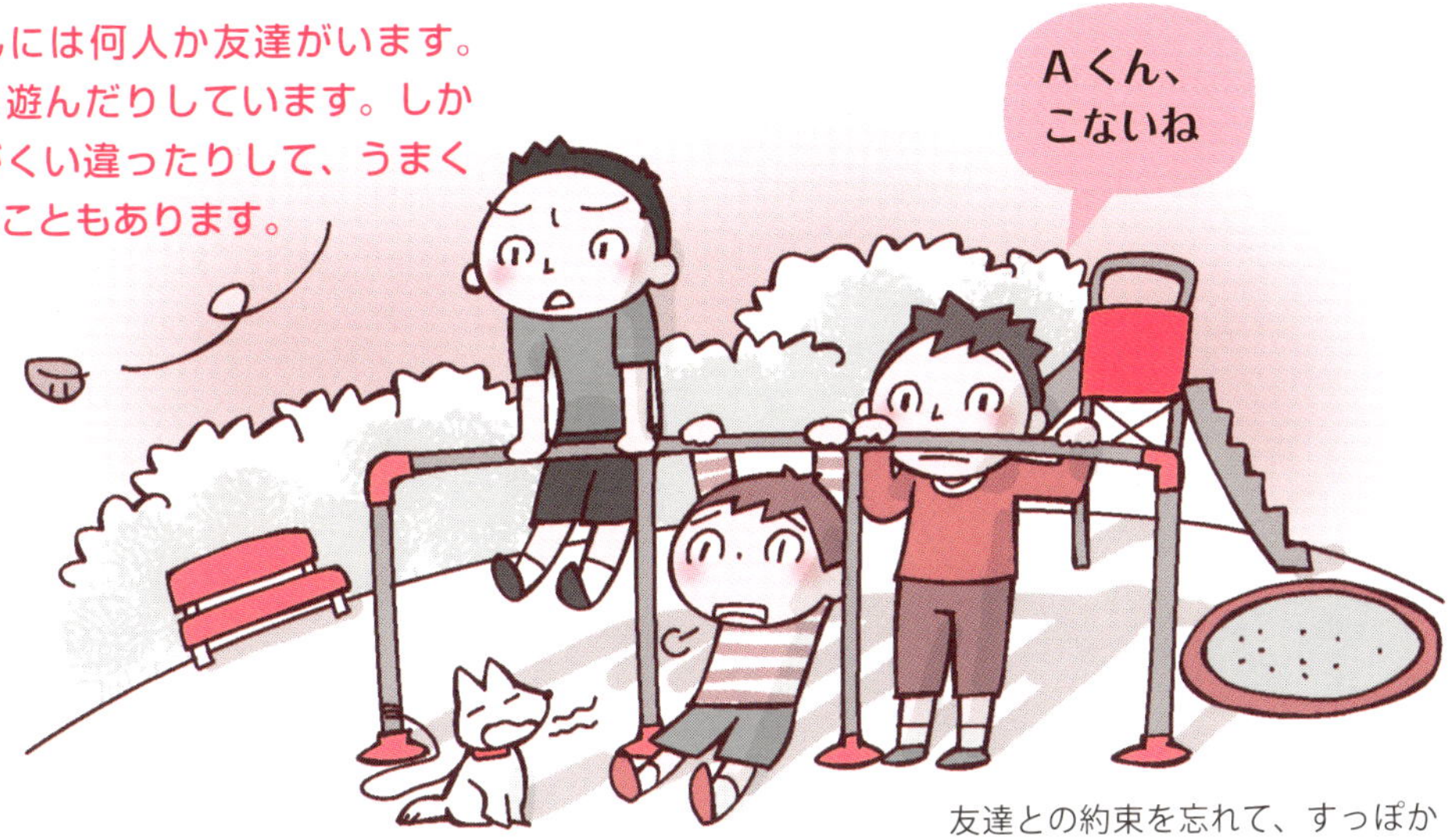

友達との約束を忘れて、すっぽかしてしまうことがある。そういうすれ違いが少しずつ増えていく

3 そうこうしているうちに、Aくんと遊びたがらない子も出てきました。Aくんの友達付き合いは、少しずつ減ってきています。

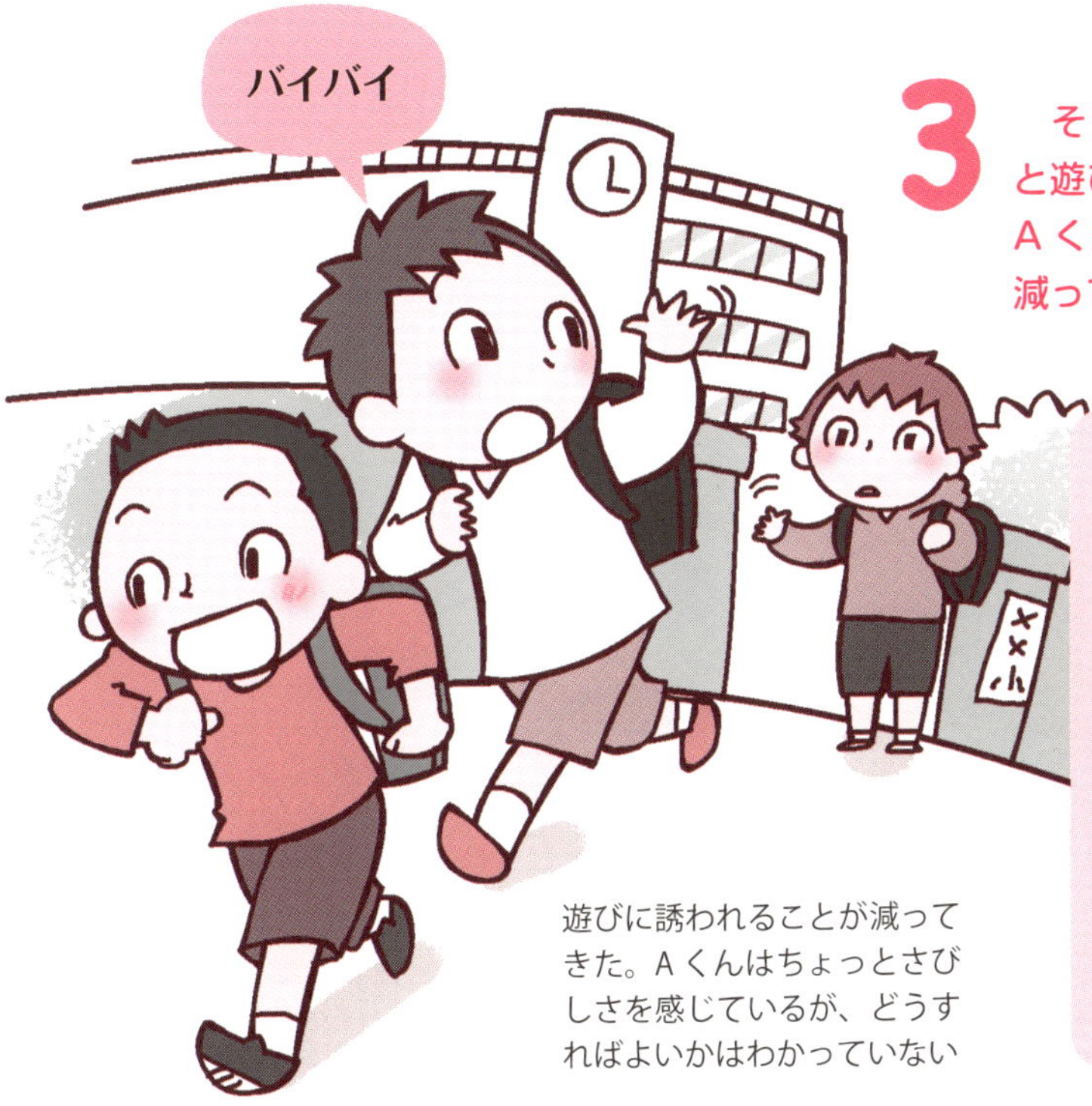

遊びに誘われることが減ってきた。Aくんはちょっとさびしさを感じているが、どうすればよいかはわかっていない

このケースへの対応法

友達付き合いのすれ違いが少し出てきています。そのまま放置していると、ズレが拡大してしまいます。いっしょに活動しやすい友達をみつけ、その子と遊べるように、親がサポートしましょう。社会のルールを基本的なことから教えていくのも、大切です。

トレーニング 1 8 11 へ

Bくん
（小５）の場合

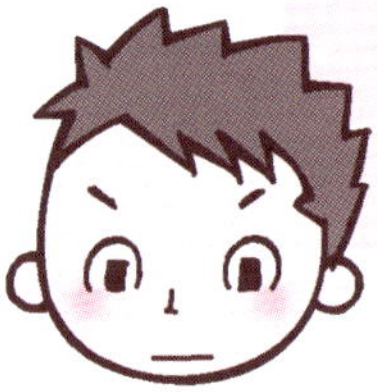

負けてからルールを変えようとする

プロフィール

Ｂくんは小学５年生の男子。ADHD の特徴があります。明るい性格でまわりの子に好かれていますが、気が変わりやすく、それがトラブルの種になっています。

1　Ｂくんには仲のよい友達がいます。学校ではよくおしゃべりをし、放課後はスポーツやカードゲームを楽しんでいます。

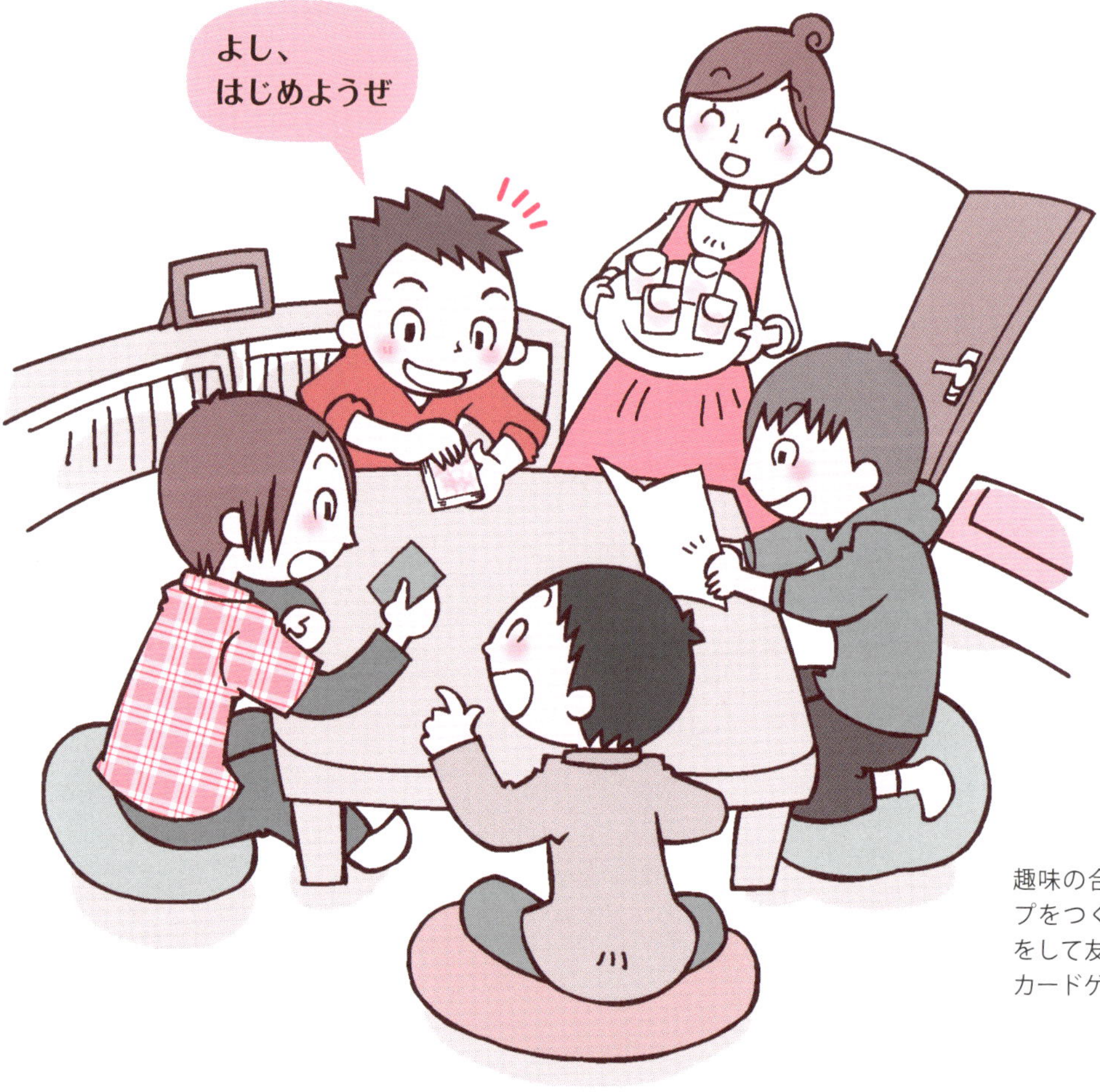

趣味の合う友達とグループをつくっている。約束をして友達の家に集まり、カードゲームをして遊ぶ

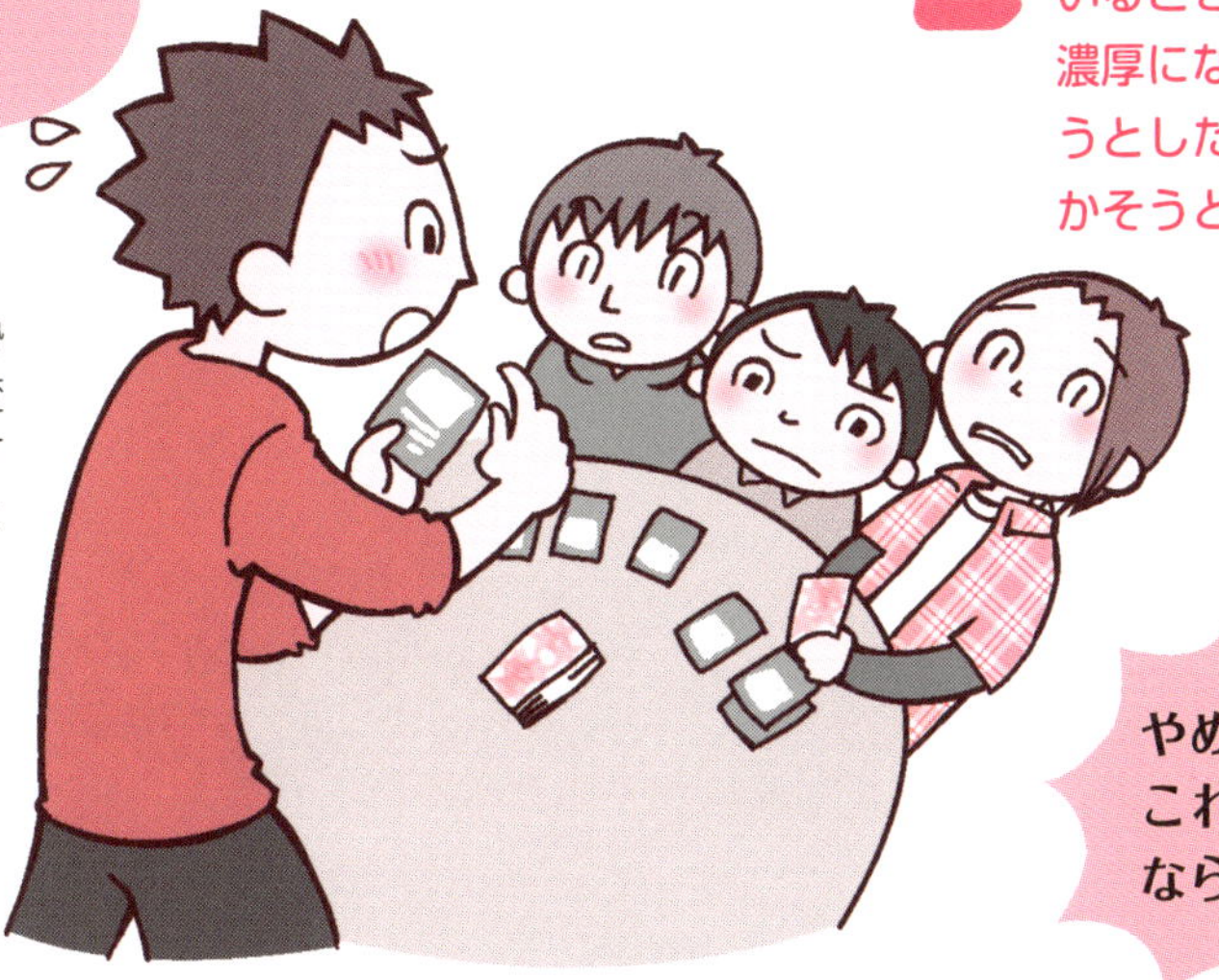

ゲームをしていて劣勢になると、ルールを変えてでも勝とうとする。自分勝手な子だと思われてしまう

2 ただ、Ｂくんは自分が勝っているときはよいのですが、敗色濃厚になると、ルールを変えようとしたり、うそをついてごまかそうとすることがあります。

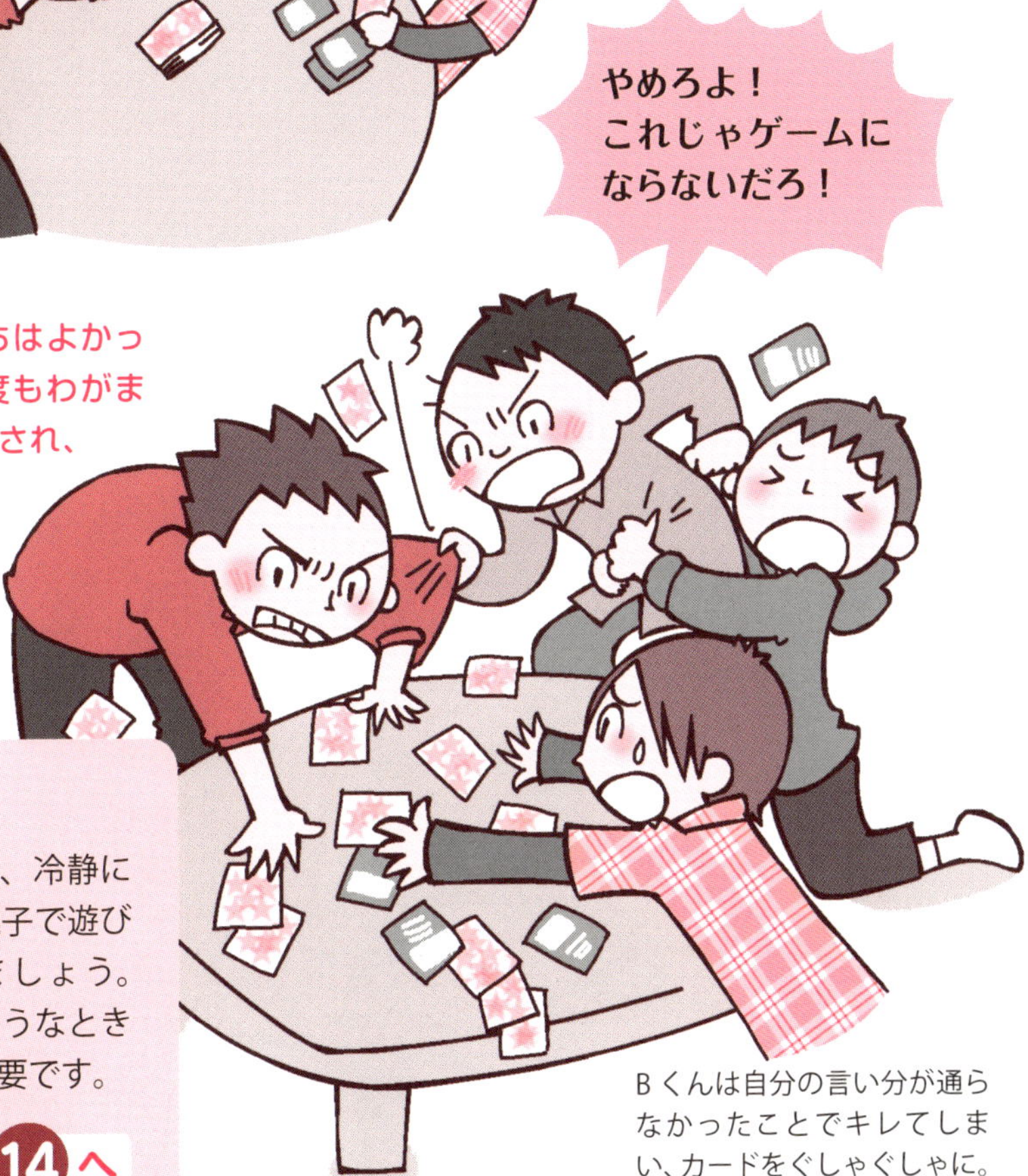

3 それでも遊べているうちはよかったのですが、Ｂくんが何度もわがままを言うため、友達に反発され、ケンカになることも出てきました。

Ｂくんは自分の言い分が通らなかったことでキレてしまい、カードをぐしゃぐしゃに。そしてケンカになった

このケースへの対応法

Ｂくんはまわりをよくみて、冷静に判断することが苦手です。親子で遊びのルールを確認しておきましょう。困ったときやケンカになりそうなときの対応を学んでおくことも必要です。

トレーニング 3 6 14 へ

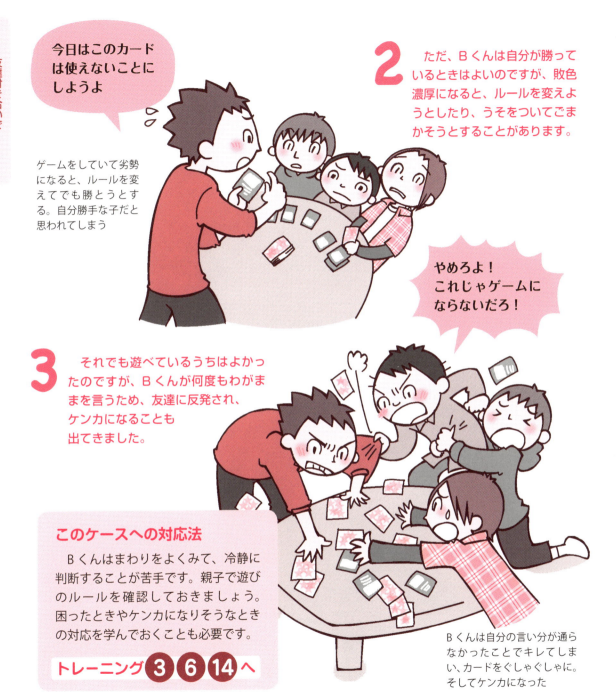

Cさん（小6）の場合

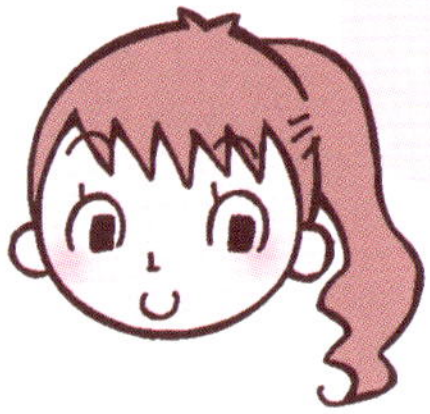

おしゃべりで友達を質問攻めにする

プロフィール

Cさんは小学6年生の女子。ASDの特徴があります。基本的にマイペースで、人の気持ちを察するのが苦手です。「空気が読めない」と言われてしまうことがあります。

1 Cさんは趣味の合う子をみつけると、おしゃべりが止まらなくなります。ただ、趣味が合うといっても話しているのはCさんだけで、相手は困り気味です。

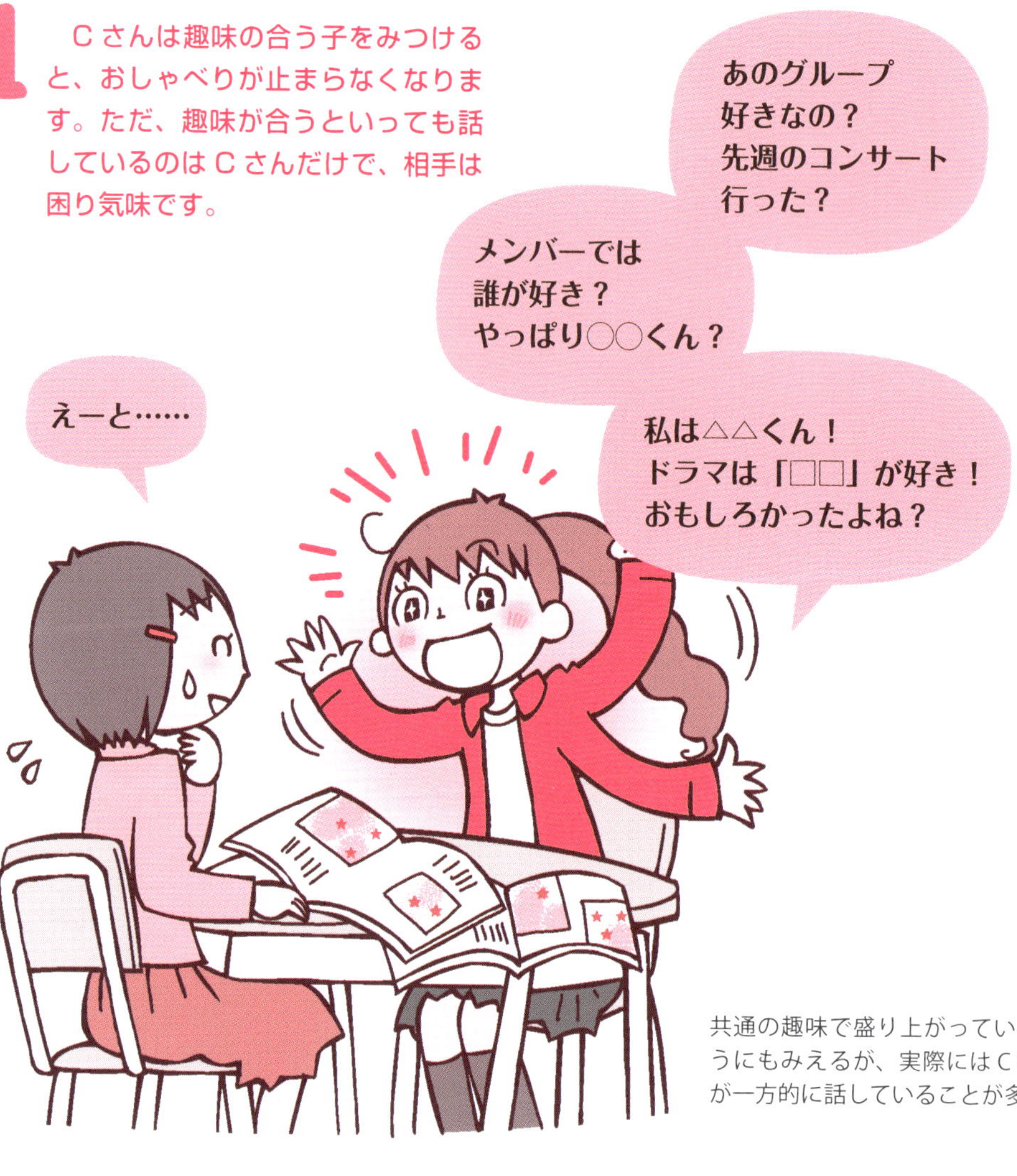
あのグループ好きなの？先週のコンサート行った？
メンバーでは誰が好き？やっぱり○○くん？
私は△△くん！ドラマは「□□」が好き！おもしろかったよね？
えーと……

共通の趣味で盛り上がっているようにもみえるが、実際にはCさんが一方的に話していることが多い

2

趣味の話以外でも、Cさんは会話の流れを無視して好きなことばかりしゃべってしまいます。そのため、友達から「うざい」などと言われるようになってきました。

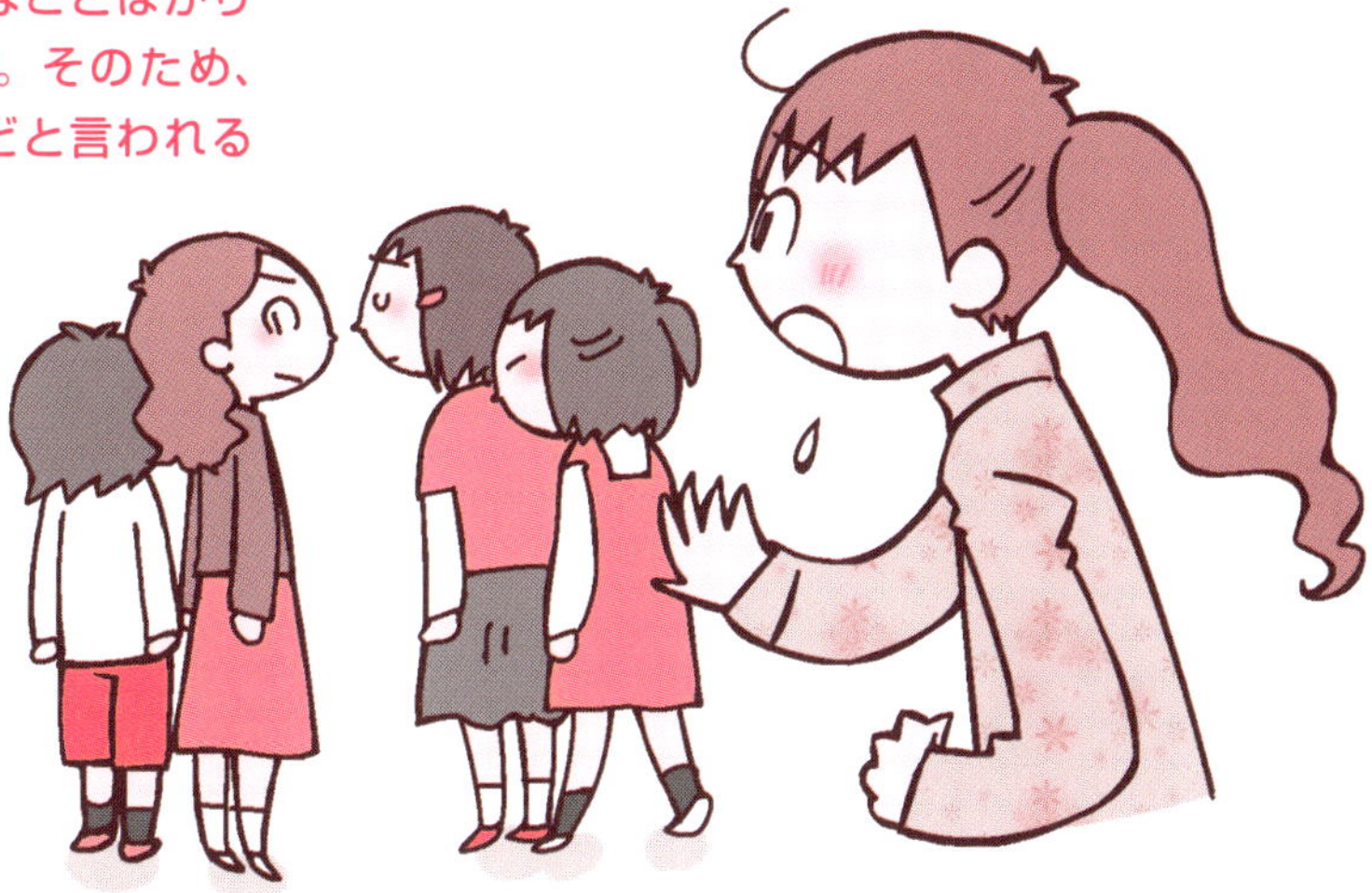

Cさんが会話に加わろうとすると、友達は話すのをやめてどこかへ行ってしまう

3

Cさんには会話が一方通行になっている自覚がありませんでした。ひどいのは友達のほうだと考え、SNSで友達への罵《ば》詈《り》雑言《ぞうごん》を書いてしまいました。

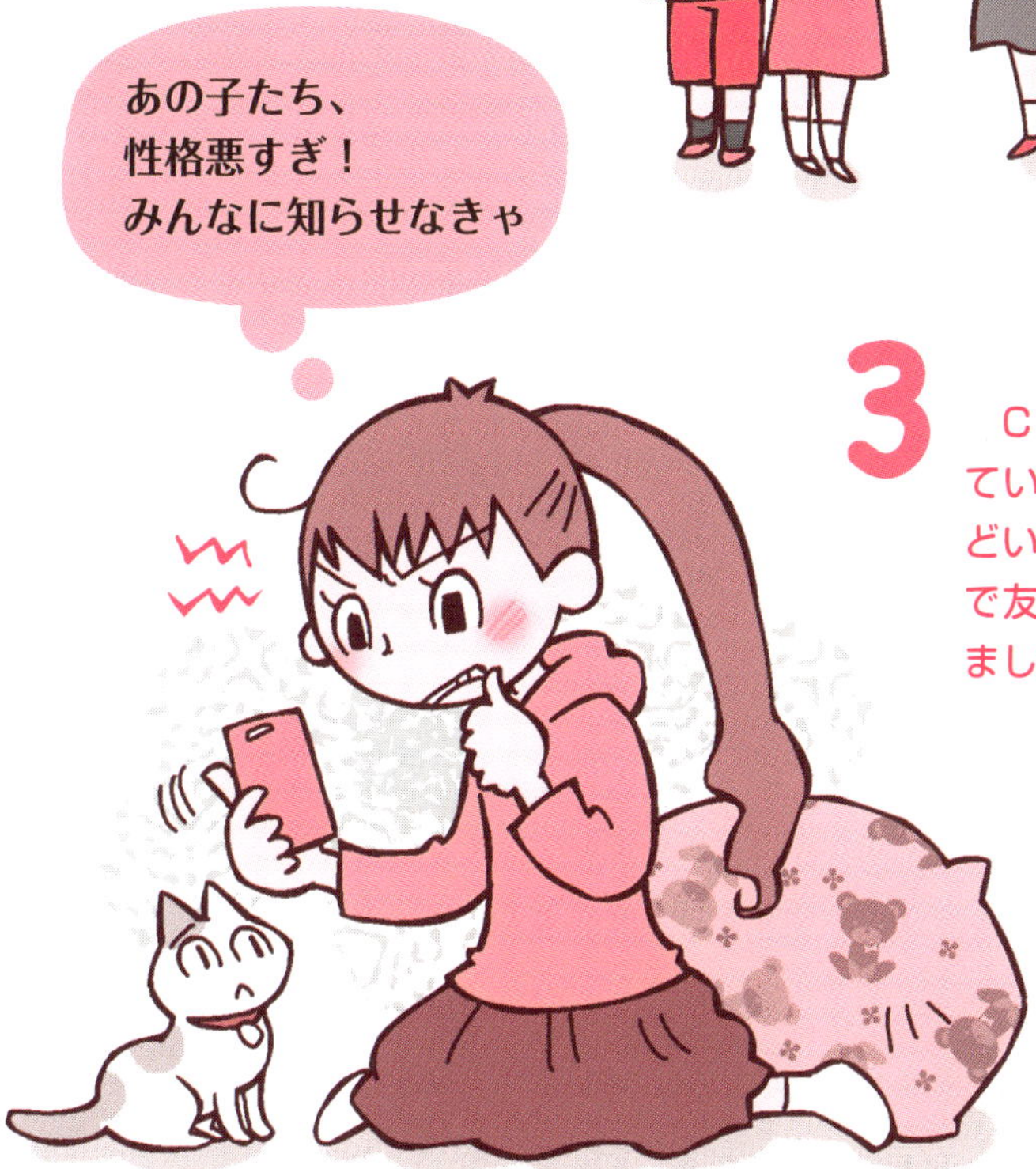
あの子たち、
性格悪すぎ！
みんなに知らせなきゃ

クラス全員がみているSNSに、友達の悪口を次々と書いた。それでトラブルがさらに拡大

このケースへの対応法

Cさんのように会話でトラブルに陥り、友達付き合いができなくなっていく子は、じつはよくいます。友達とのおしゃべりの仕方を見直しましょう。最近はSNSでのトラブルも増えています。その対応も必要です。

トレーニング2 9 10へ

ポイント解説

小学4年生くらいで友達付き合いが変わる

友達を自分で選ぶようになる

これまでみてきたように、発達障害の子は友達付き合いでいろいろと苦労しがちですが、とくに苦しいのが、小学4年生以降です。

子どもたちは小4くらいから、付き合う相手を自分で選ぶようになってきます。友達のなかから気の合う相手をみつけて、深く付き合うようになるのです。

その頃にゲームやおしゃべりで何度もトラブルを起こしていると、友達付き合いが深まらず、遊べる相手が減っていき、孤立してしまうことがあります。

できれば小4になる前から、子どもの友達づくりをサポートしていきたいものです。

年代別・友達付き合いの特徴

子どもたちの友達付き合いは、小学4年生くらいを境に変わっていきます。子どもは幼い頃は誰とでも仲良く遊びますが、小4くらいになると、気の合う子どもどうしで深い付き合いをするようになります。

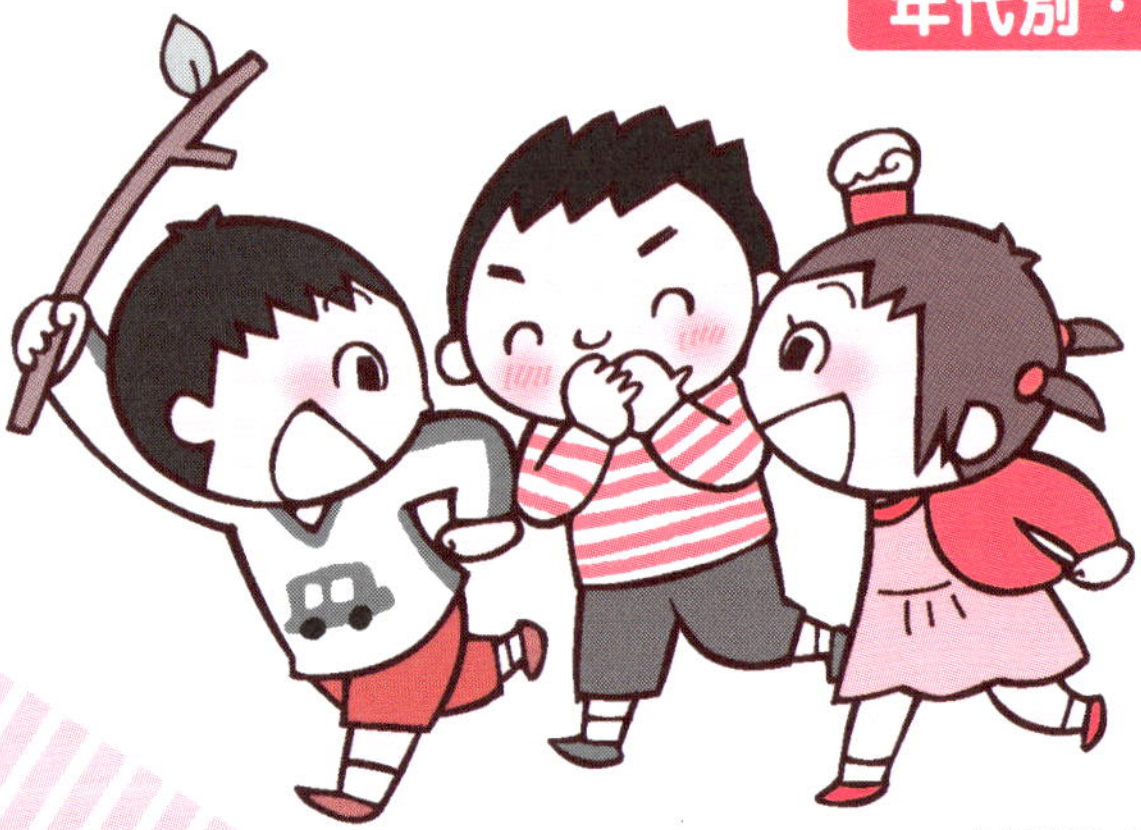

幼児期には、性別も趣味も関係なく、みんなで楽しく遊べる

小学1～3年生

小学校に入ってからもしばらくは、家が近所だったり、同じゲームをしていたりすれば、誰でも友達になれる

幼児

保育園や幼稚園に通っている頃は、クラスの全員が「お友達」。誰とでも仲良く遊べる。いわば「浅く広い」付き合いをしている

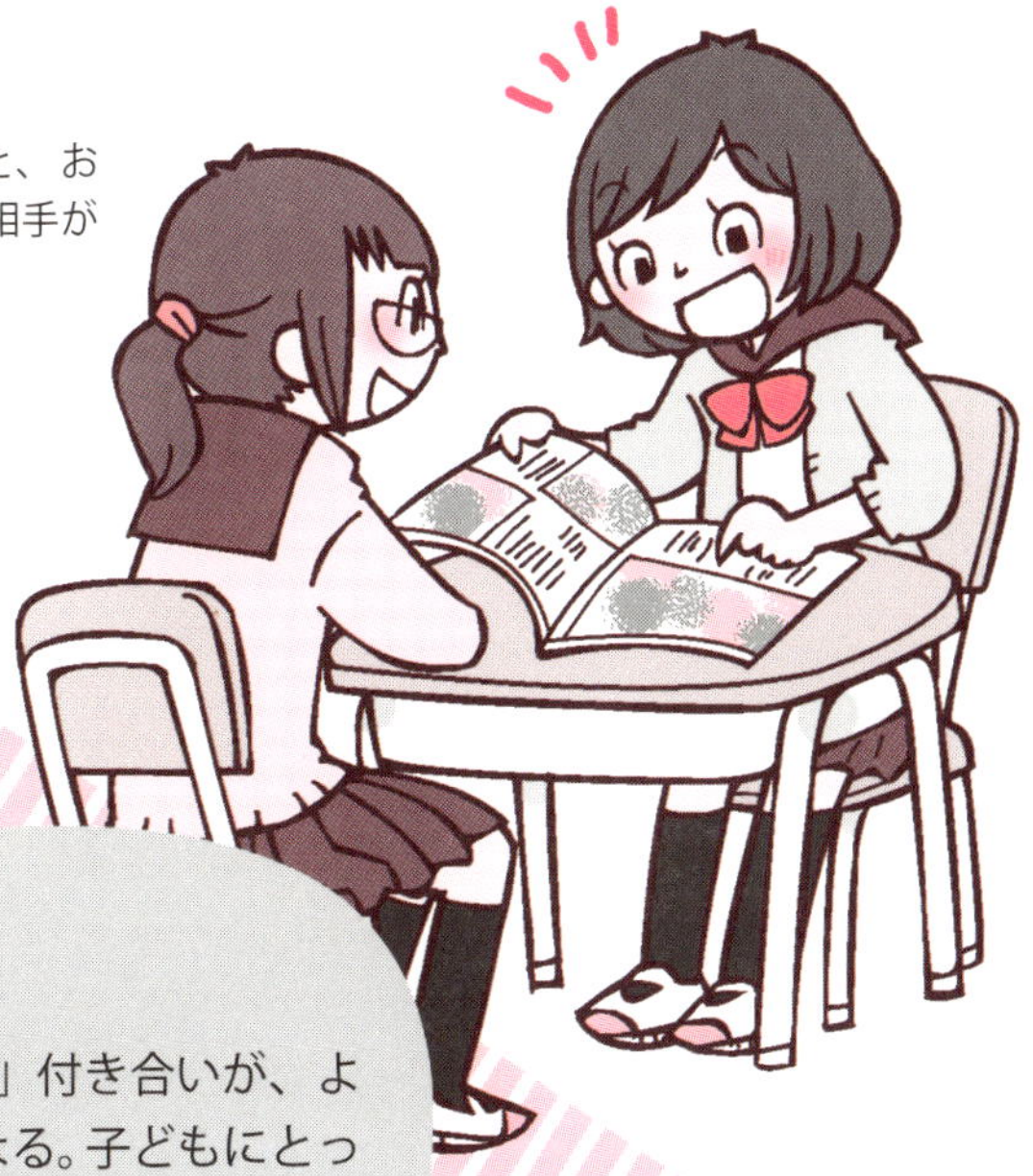

中学生になると、おしゃべりをする相手が決まってくる

高校生以降

付き合いはさらに複雑に。友達と仲良くするいっぽうで、付き合いにくい相手をうまくさけるようになる

中学生

「深く狭い」付き合いが、より顕著になる。子どもにとって、友達とそうではない子の区別が明確になってくる

小学4〜6年生

友達のなかでも、気の合う相手やグループとよく遊ぶようになる。「深く狭い」付き合いもはじまる

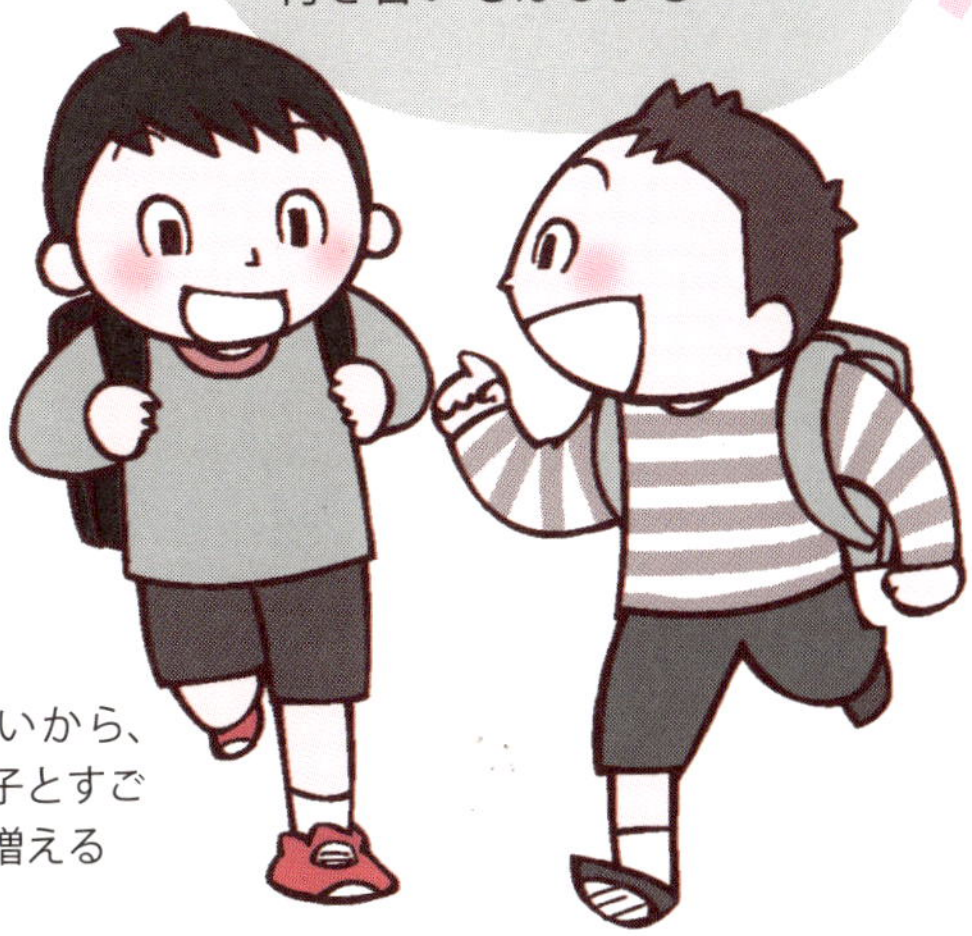

小4くらいから、気の合う子とすごす時間が増える

POINT

小4(10歳)の頃に意識が変わる

小学4年生くらいになると、子どもの共感性が豊かに発達しはじめるといわれています。その頃から、子どもどうしで相手の気持ちや考えに関心を向け、自分との違いを意識するようになってくるのです。その結果、友達付き合いが変わります。ただし年齢はあくまでも目安です。子どもによって、時期は前後します。

心の理論

発達心理学の専門用語。簡単にいうと、ほかの人の心を推察すること。いくつかの課題でその働きを調べることができ、ほかの人からみた自分を意識できるのは、だいたい10歳頃からだとされている

Dさん（中1）の場合

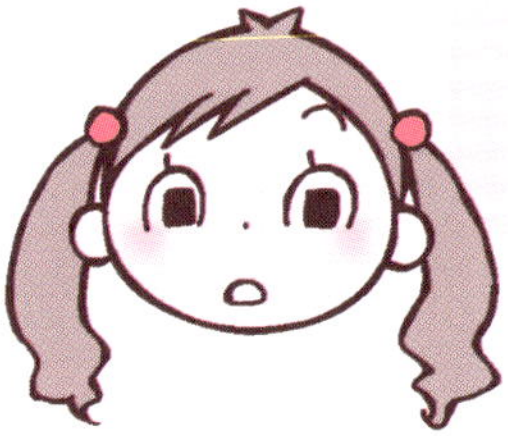

部活の先輩に「なんで私が？」と反論

プロフィール

Dさんは中学1年生の女子。ASDとADHDの特徴があります。運動が得意で、竹を割ったような性格をしています。小学校時代に地域のバスケットボールクラブで大活躍しました。

1 Dさんは中学でもバスケ部に入りましたが、中学では上下関係が厳しく、先輩の指示通りに練習することを求められ、試合にも出られず、ストレスを感じていました。

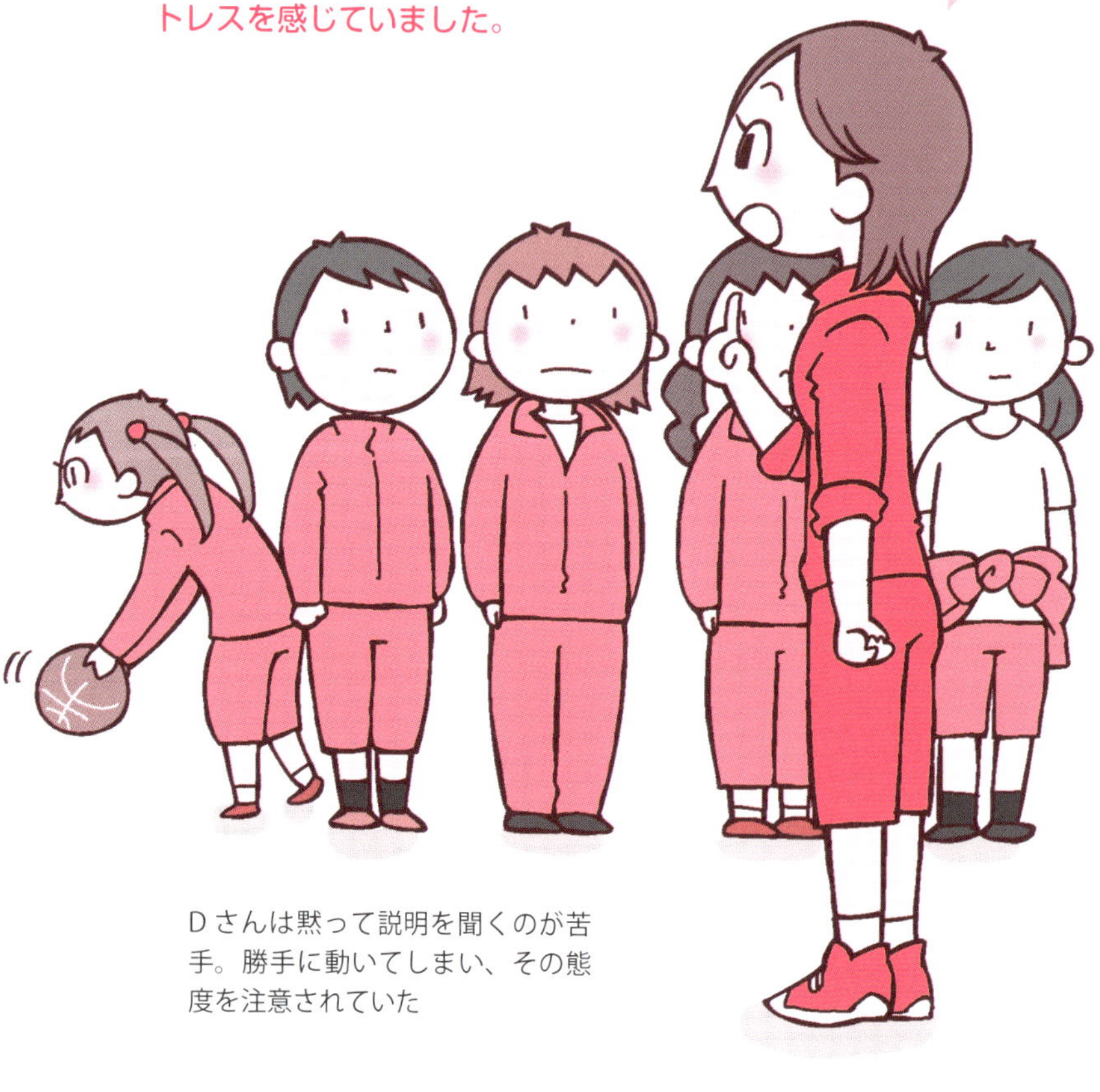
1年はパスの練習！基本の動きを確認してね

Dさんは黙って説明を聞くのが苦手。勝手に動いてしまい、その態度を注意されていた

2 それでもどうにか活動を続けていましたが、ある日、先輩から雑用を指示されたとき、それが部活の常識だと知らなかったDさんは、反論してしまいました。

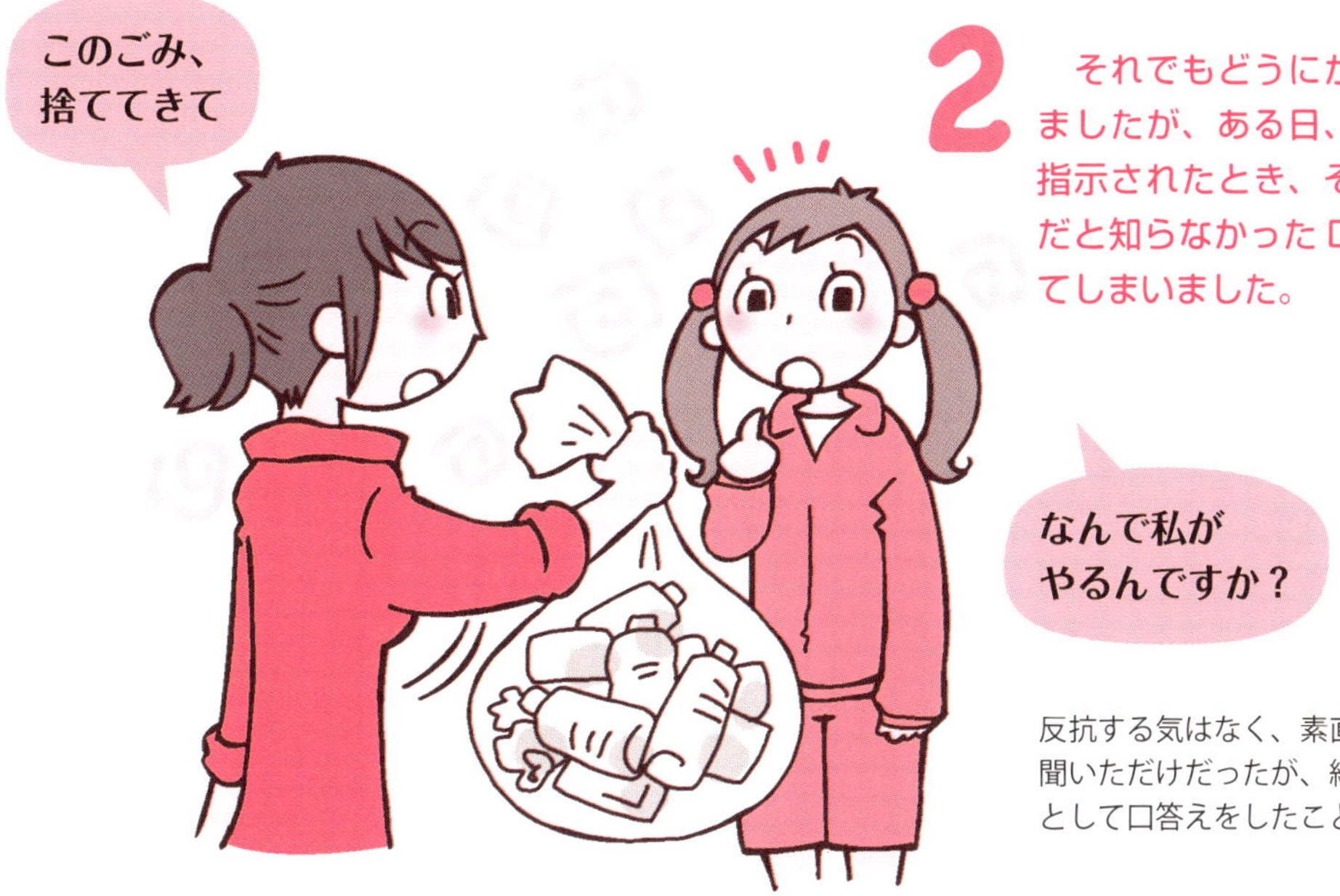
このごみ、捨ててきて
なんで私がやるんですか？

反抗する気はなく、素直に聞いただけだったが、結果として口答えをしたことに

3 雑用を拒否した一件で、Dさんは厳しく叱られ、練習からもはずされてしまいました。もともとストレスもたまっていたので、Dさんは退部することを決めました。

このケースへの対応法

学年が上がるにつれて、部活の上下関係のような目にみえないルールが増えてきます。親子でルールを確認しましょう。また、困ったときに同年代の友達にたすけを求めたり、友達と支え合ったりすることも必要です。

トレーニング 4 5 7 へ

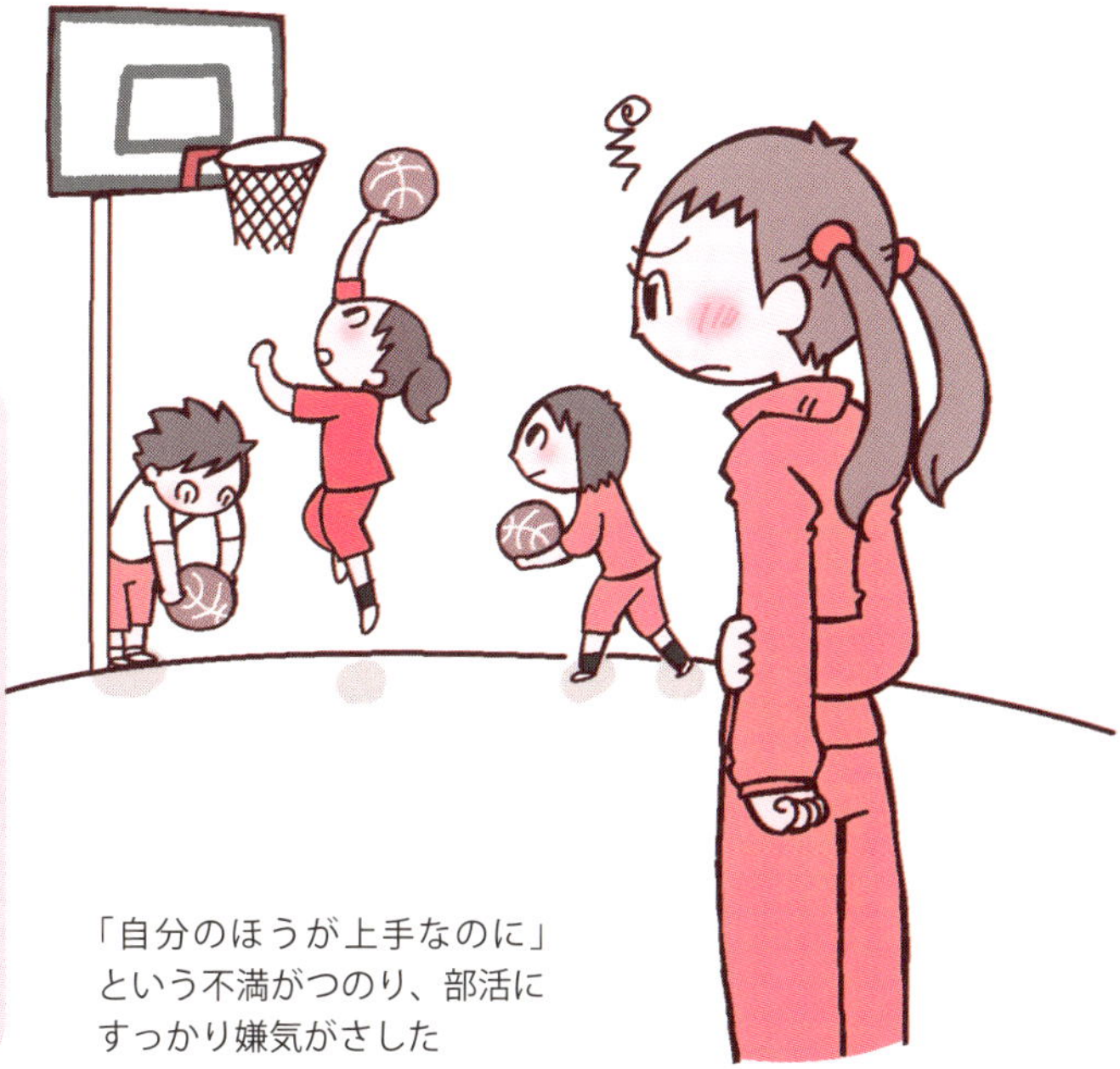

「自分のほうが上手なのに」という不満がつのり、部活にすっかり嫌気がさした

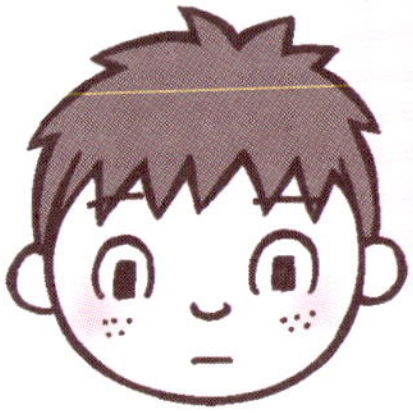

Eくん（中２）の場合

不良グループに目をつけられる

プロフィール

Ｅくんは中学２年生の男子。ADHDとLDの特徴があります。小学生の頃から勉強が嫌いで、授業で先生の話に集中するのも苦手。劣等感をもっています。

1 Ｅくんは、学校では努力が足りないと叱られ、家に帰っても態度を注意されたり、苦手な勉強をしいられたりするため、いつもイライラしています。

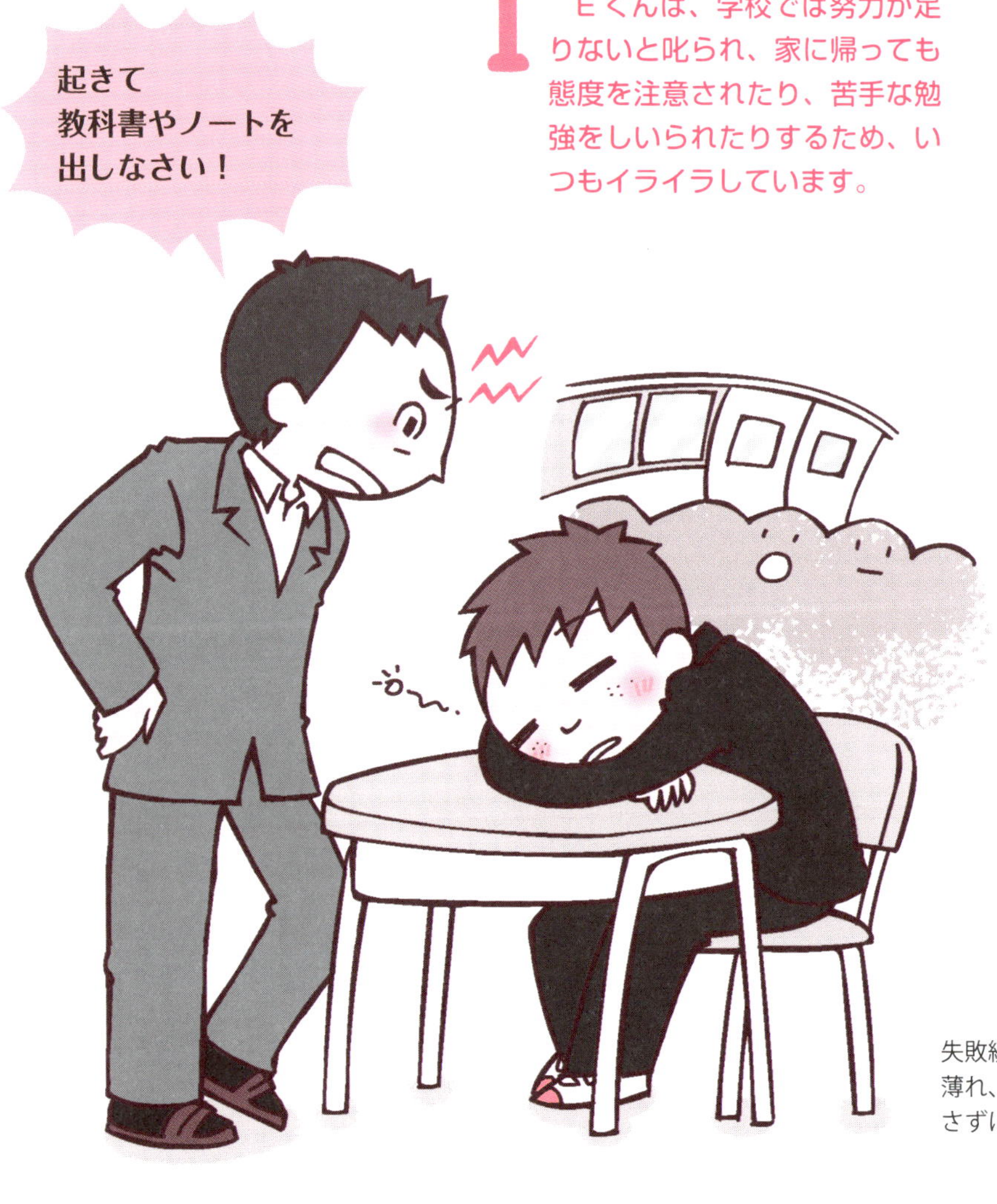

失敗続きで勉強への意欲が薄れ、最近は筆記用具も出さずに居眠りしている

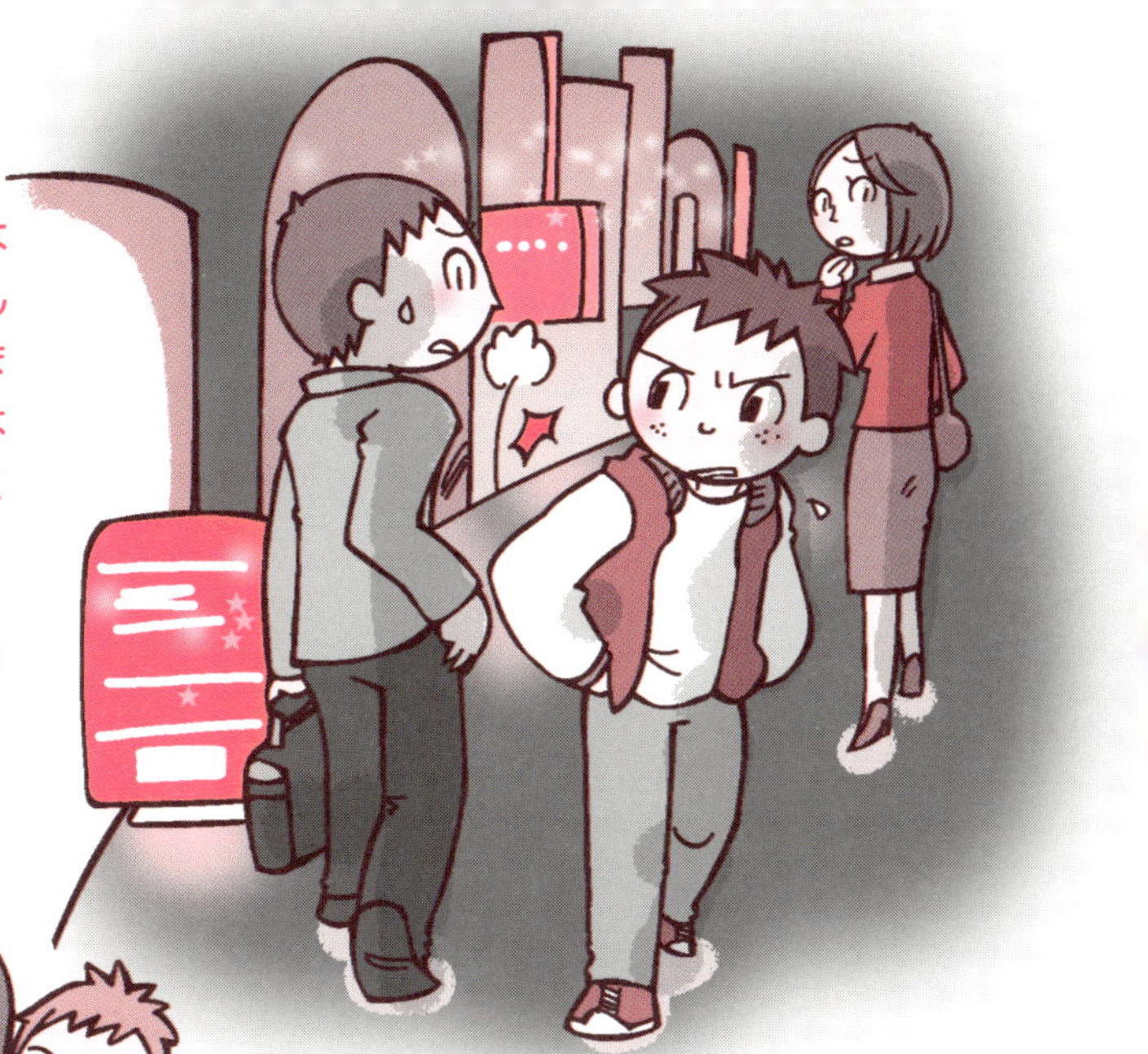

2 学校でも家庭でも否定的なことを言われるため、Ｅくんには心安らぐ居場所がありません。放課後や塾の帰りには家に寄りつかず、毎日夜遅くまで外出しています。

部活にも入らず、夜になっても遊び歩いていた

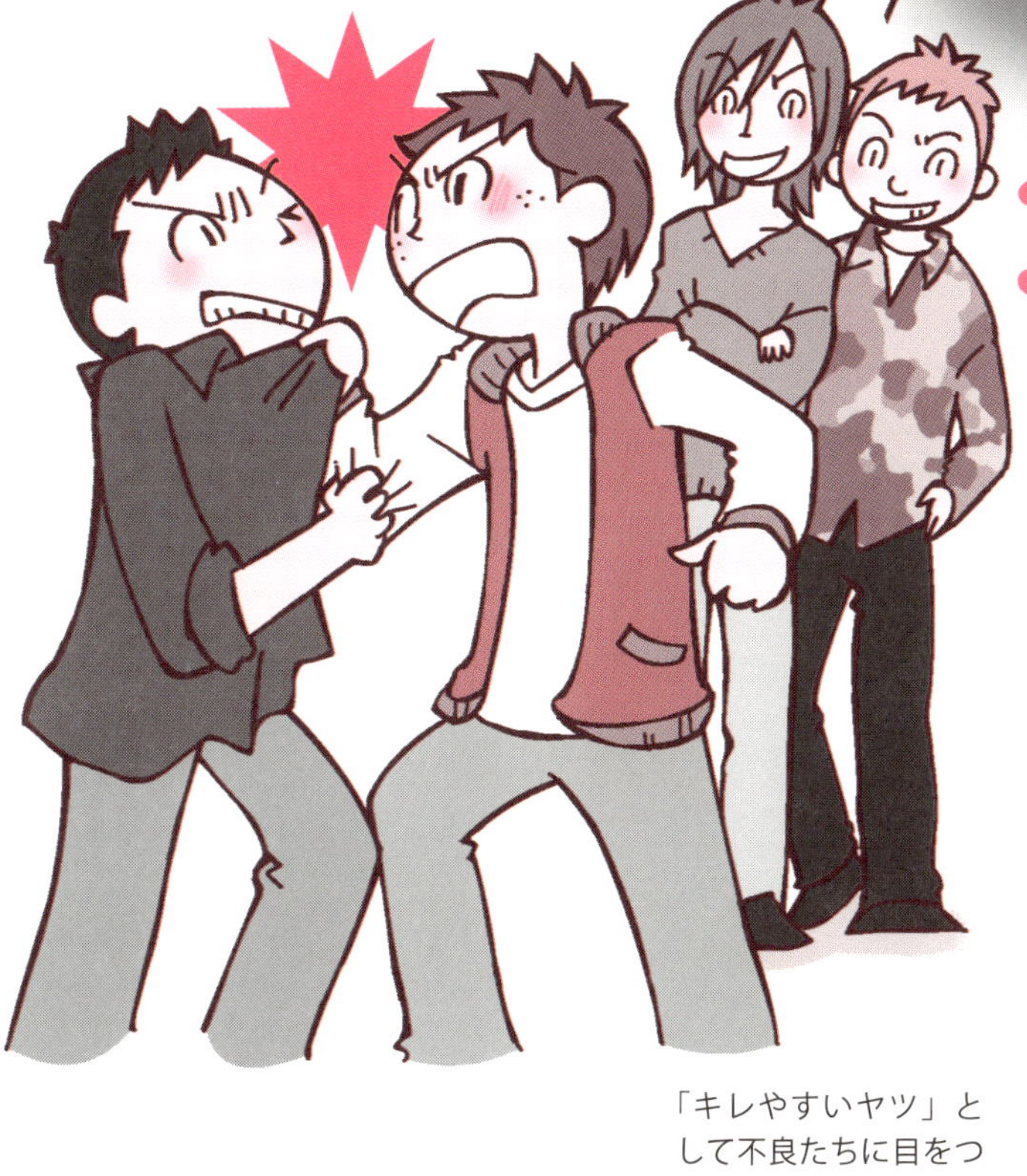

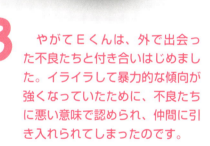

3 やがてＥくんは、外で出会った不良たちと付き合いはじめました。イライラして暴力的な傾向が強くなっていたために、不良たちに悪い意味で認められ、仲間に引き入れられてしまったのです。

「キレやすいヤツ」として不良たちに目をつけられ、ケンカにかり出されたりするように

このケースへの対応法

勉強面のフォローも大切ですが、友達づくりという点では、道徳や公共の場でのマナー、身だしなみなど、社会のルールを教えることが重要です。また、親がＥくんの話を聞き、彼の努力を認めることも欠かせません。家庭に安心感が必要です。

トレーニング 12 13 15 へ

COLUMN

落ちこんだときの 励まし言葉10

子どもが落ちこんでいるとき、すぐに失敗の原因や対策を話すのはやめましょう。それよりも、その子の努力を認め、励ましてください。ポジティブな面を言葉にして、そちらに意識を向けさせましょう。話を変えたり時間をおいたりして、リラックスさせるのもよい方法です。

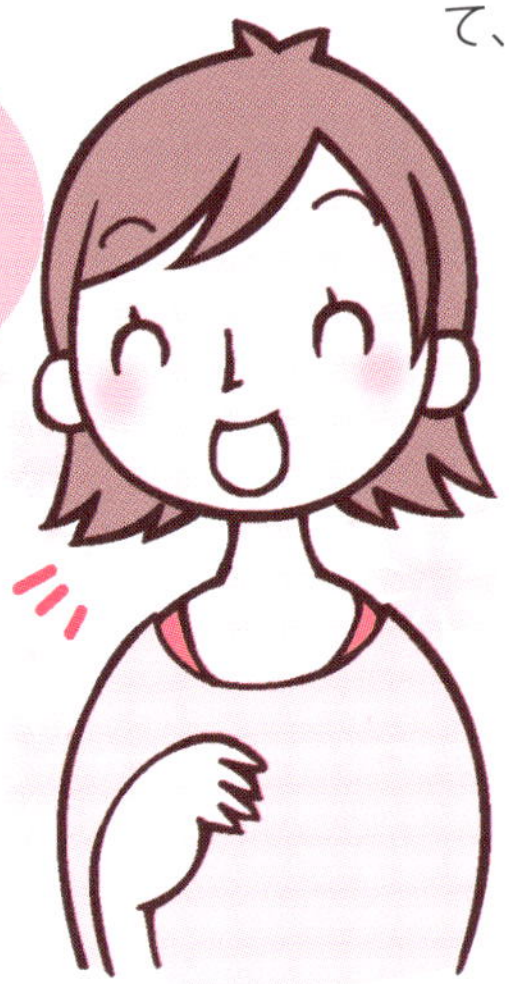

楽しめて
よかったね
（ポジティブな面を言葉に）

いい感じよ
（希望をもたせる）

大丈夫よ
（安心させる）

今日の
ごはんは……
（話を変える）

お風呂に
入っておいで
（リラックスさせる）

ところで
さっき……
（時間をおいてから話す）

仲良くしたいから、
うまくいかないと
腹が立つのよ
（好意を意識させる）

あの子とは
仲がいいよね
（よい付き合いを話題に）

前回は遊べたし、
次はまた遊べるよ
（成功体験をふり返る）

よく我慢
できたね
（できたことを言葉に）

2 どうして友達がなかなかできないのか

発達障害の子が友達づくりで苦しんでいるのは、
彼らにいくつかの特性があり、
それらが友達との会話や共同作業に
影響しているからです。
子どもの特性を理解し、それが友達付き合いに
悪影響を与えないよう、サポートしていきましょう。

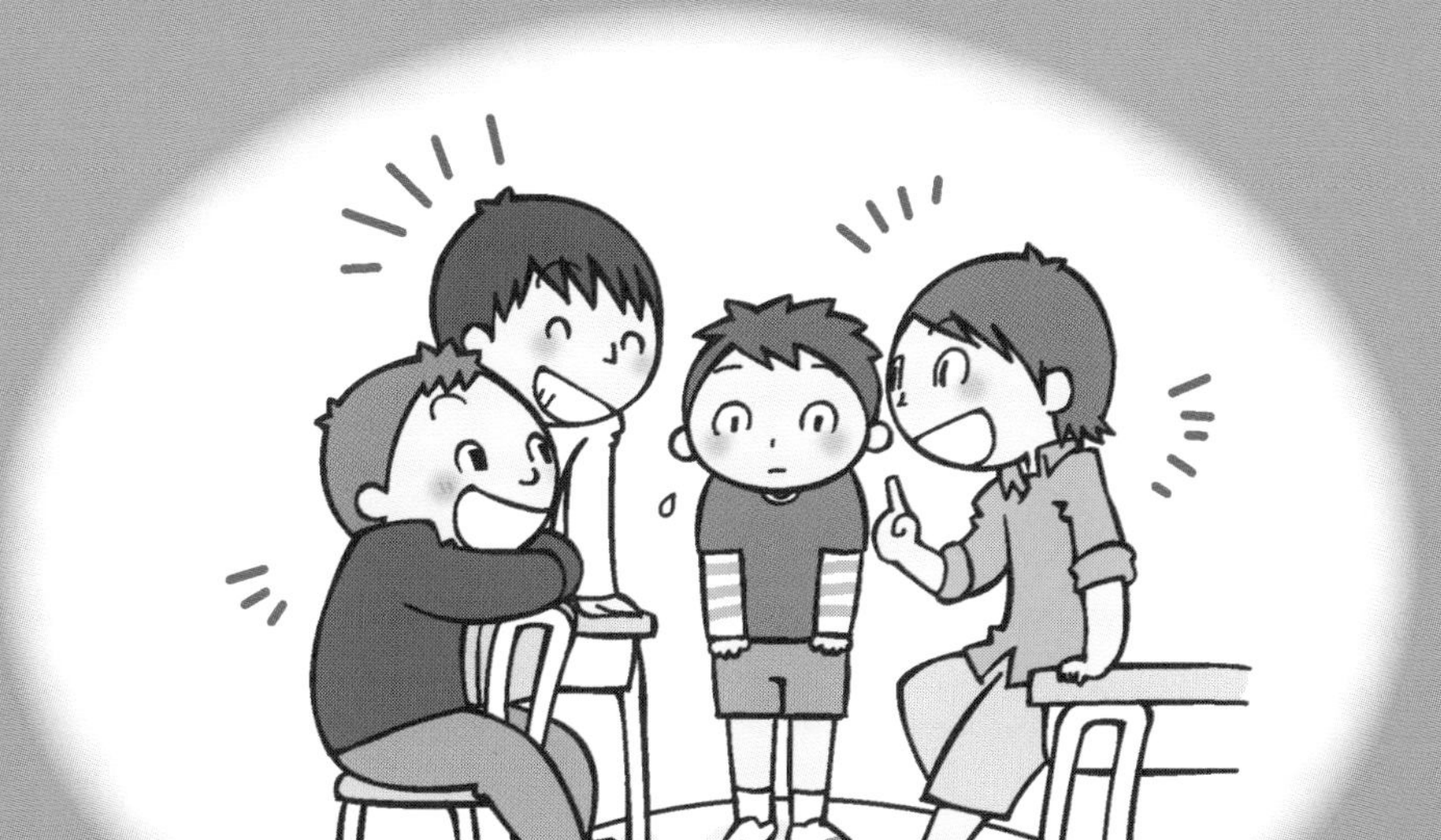

ASD（自閉スペクトラム症）の場合

友達と話題が合わない

発達障害の子の困難

発達障害の子は、会話や集団行動などを苦手としがちです。それが友達づくりの困難につながっている場合があります。

発達障害

発達障害は、先天的な脳機能障害です。発達症ともいいます。ASD やADHD などいくつかの種類に分かれていて、それぞれに多様な「特性」があります。それらの特性が生活上の困難を引き起こすことがあり、そのサポートが必要です。

発達障害にはほかに「発達性協調運動症」などがある。これは運動面の障害で、スポーツで友達とうまく関われないといった悩みにつながる

ASD

自閉スペクトラム症。対人関係をとくに苦手とするタイプ。友達付き合いでは会話やコミュニケーション、人間関係に悩むことが多い

25 ページ参照

ADHD

注意欠如・多動症。落ち着きのなさが特徴的なタイプ。友達付き合いでは約束を守れない、キレやすいといったことが問題になりやすい

26 ページ参照

SLD(LD)

限局性学習症。LD と呼ぶことが多い。勉強が極端に苦手なタイプ。友達付き合いでは成績をからかわれるなど、勉強関係でつらい経験をしがち

27 ページ参照

ASDの子の困難

ASD の子は、独特のこだわりをもつことが多く、まわりの子に合わせて言動を調整することが苦手です。友達に「空気が読めない子」と言われ、徐々に仲間はずれにされてしまうことがあります。

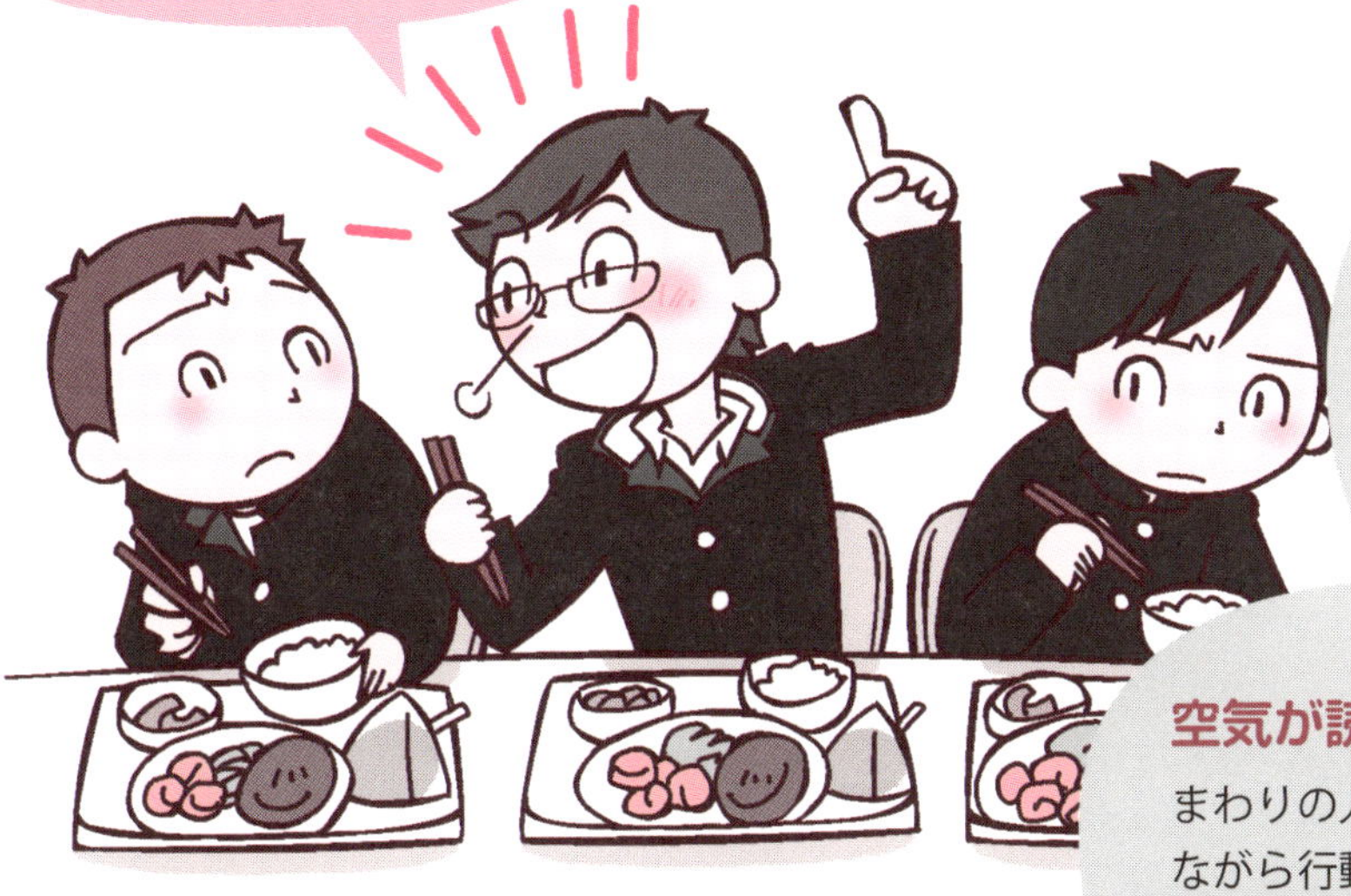
論語で「子曰く、君子は食に飽くを求むるなく、居に安きを求むるなし」と言われている。偉い人は食べすぎたりしないのだ。さらに論語にはほかにも……

みんながスポーツの話をしているときに突然、論語を語り出す。話題も口調も妙に堅苦しく、ほかの子にさけられてしまう

独特のこだわり

自分の趣味や得意分野、専門知識などへのこだわりが強い。好きなことばかりしゃべりがちで、友達と会話や活動がかみ合わない

空気が読めない

まわりの人の様子や場の状況をみながら行動するのが苦手。よく言えば素直に、悪く言えば空気を読まずに話したり動いたりする

共感しにくいのが悩みの種に

発達障害の子どもたちには友達付き合いのさまざまな悩みがありますが、ＡＳＤの子の場合、とくに難しいのは友達との会話です。

ＡＳＤの子はほかの子に話を合わせるのが苦手。おしゃべりの相手ができても、自分の気になることばかり一方的に語り、会話にならないことがあります。

話しにくい子だと思われてしまう

また、相手や状況に合わせて言動を調整するのも苦手で、それも会話の困難につながっています。本人は素直に発言しているつもりなのに、それが場に合わず、非常識だと注意されたりするのです。

そのようなトラブルをくり返していると、まわりの子に「話しにくい子」と認識されてしまい、友達付き合いが難しくなります。

足手まといになってしまいがち

ADHD・LDの場合

ADHDの子の困難

ADHD の子には活発なタイプが多く、友達付き合いは比較的広がりやすいのですが、友達といっしょに遊んでいるときに、すれ違いやケンカが起こることがあります。それが大きな問題に発展して、孤立してしまう場合もあります。

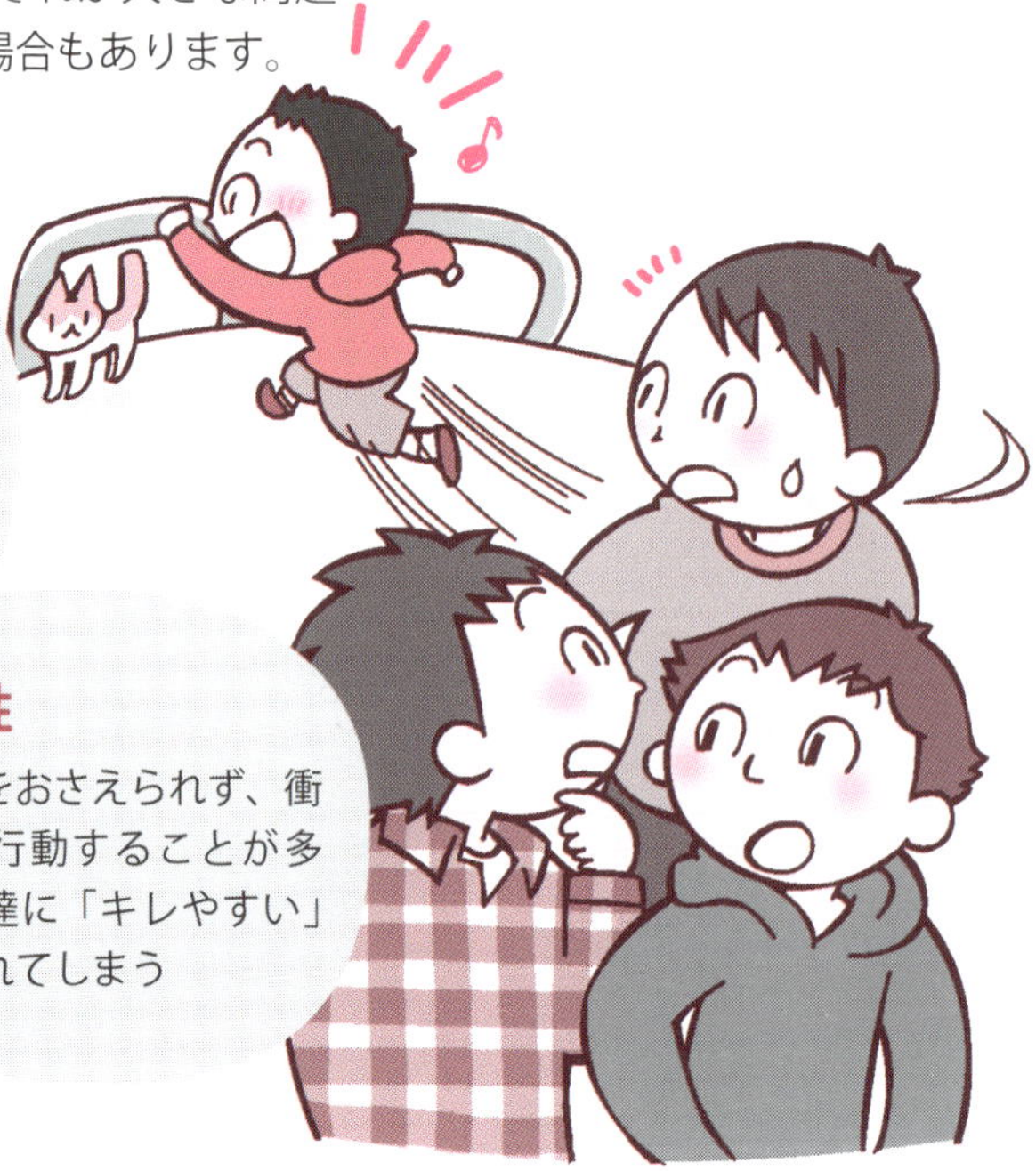

みんなで行動しているときでも、気になるものをみつけると、なにも言わずに走り出してしまう

多動性

じっとしているのが苦手。体を動かしたり、しゃべったりしてしまう。友達と行動のペースが合わない

衝動性

気持ちをおさえられず、衝動的に行動することが多い。友達に「キレやすい」と言われてしまう

不注意

ものごとに注意・集中するのが苦手で、ケアレスミスが多い。友達の話を上の空で聞き流していたりする

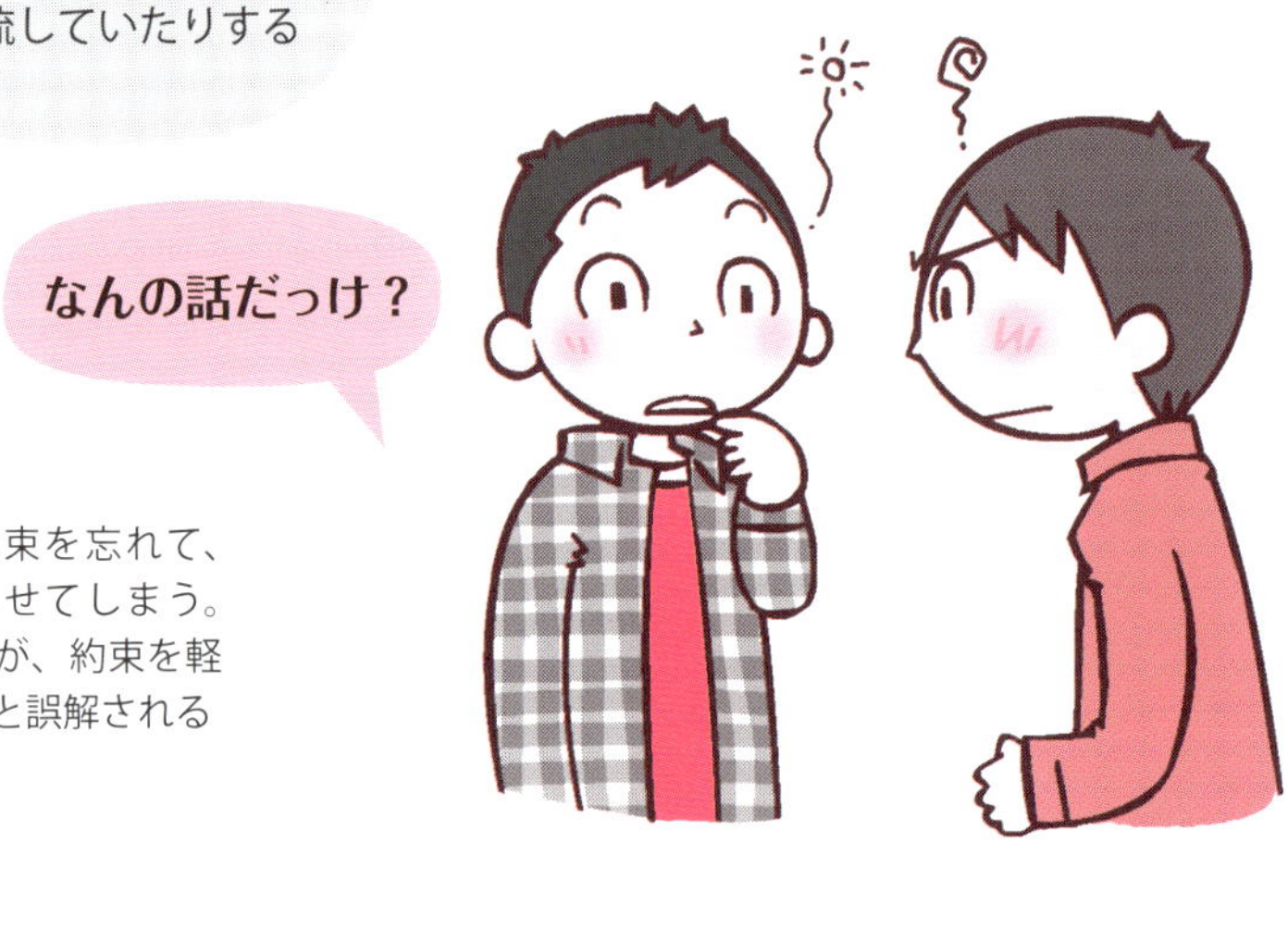

友達との約束を忘れて、相手を怒らせてしまう。悪気はないが、約束を軽視していると誤解される

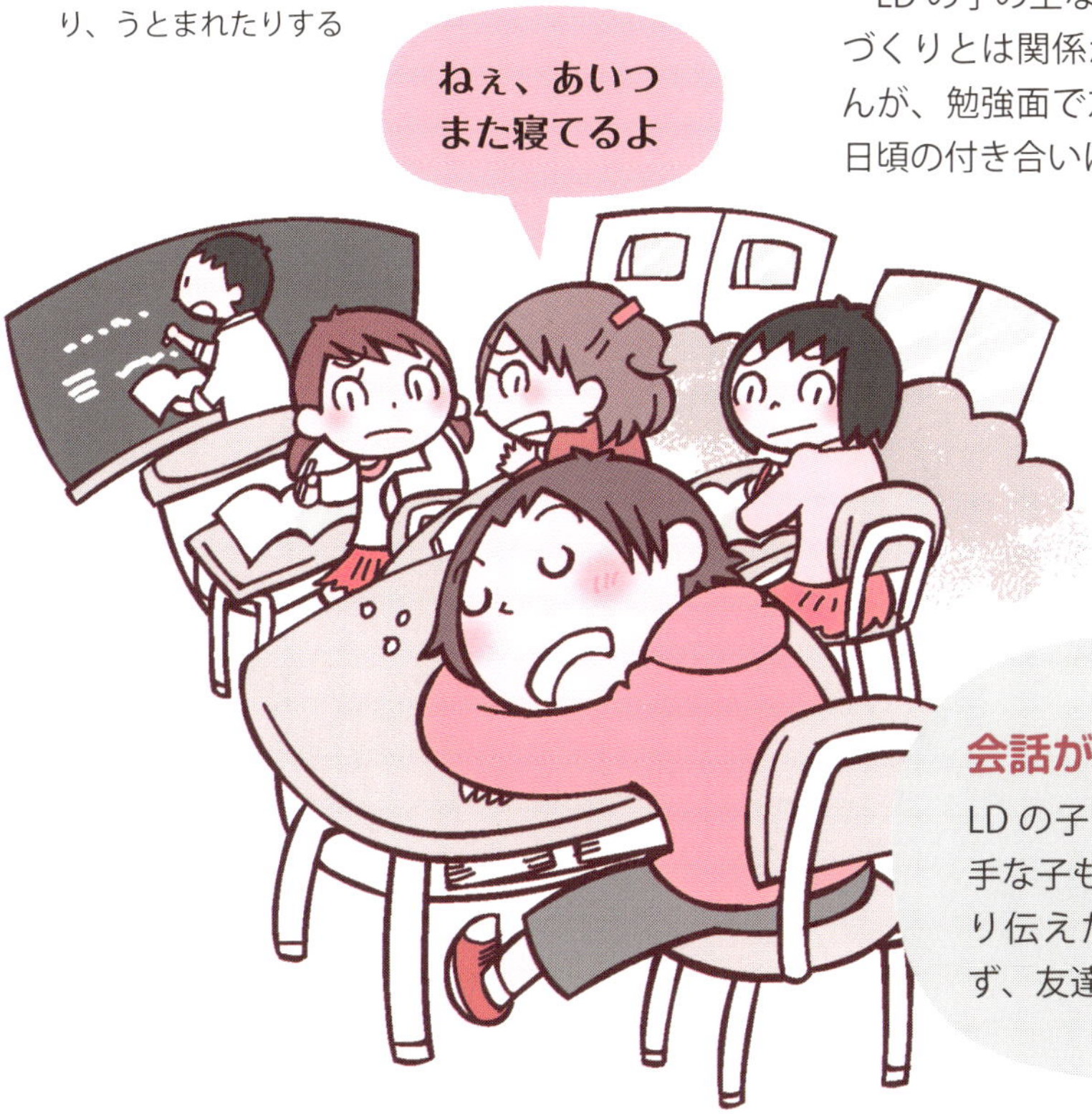

勉強するのが苦痛で授業中に居眠りをしてしまい、それをまわりの子にからかわれたり、うとまれたりする

LDの子の困難

LD の子の主な特徴は、勉強が苦手なこと。友達づくりとは関係がないように思えるかもしれませんが、勉強面で友達と足並みがそろわず、それが日頃の付き合いに影響してくる場合があります。

勉強が苦手

勉強全般が苦手な子もいれば、一部の教科だけが極端にできない子もいる。勉強面で友達と話が合わない

会話が苦手

LD の子のなかには会話が苦手な子もいる。正確に聞いたり伝えたりすることができず、友達との会話がすれ違う

ほかの子について いけないことがある

ＡＤＨＤの子やＬＤの子には、行動面でほかの子とペースが合わないことがよくあります。「遊んでいるときに突然いなくなる」「いっしょに勉強するときに話が合わない」といったすれ違いが起こりやすいのです。

本人は一生懸命なのですが、まわりの子が「足手まといだな」と感じてしまうことがあります。

注意されると キレてしまう

最初は仲良く遊べていても、微妙な「足手まとい感」が解消できないと、徐々に付き合いがうまくいかなくなります。

本人は悪気があってやっているわけではないので、注意されてもなかなか聞き入れられません。かえって反発したりします。それで仲がますますこじれるのです。

本人の気持ち

集団行動は苦手だけど友達がほしい

集団にうまく関われない

発達障害の子は、会話や行動がほかの子とかみ合わないことが多く、集団行動がなかなかうまくできません。そのため、友達といっしょに行動したがっているようにはみえない場合もあります。

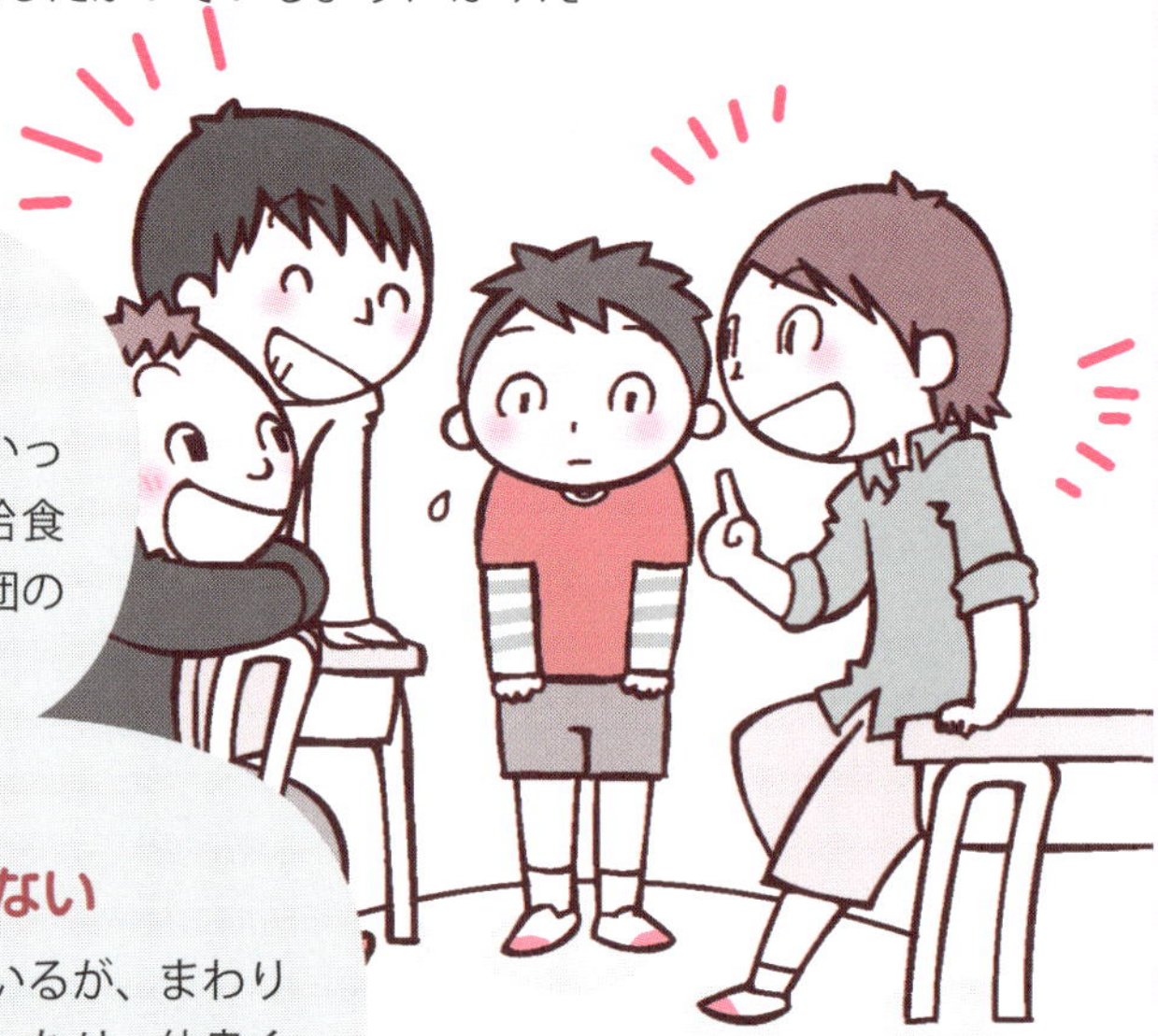

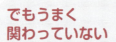

集団のなかに入っている

学校などで、ほかの子といっしょに授業を受けたり給食を食べたりしている。集団のなかにいることはできる

でもうまく関わっていない

集団のなかにいるが、まわりの子と会話をしたり、仲良く遊んだりすることは少ない。うまく関われていない

ほかの子の話を聞いているだけで、話に参加しない。友達になりたいようにはみえない

仲良くしたい気持ちをうまく表現できていない

　これまで解説してきたように、発達障害の子にはこだわりや多動といった特性があります。そのため、ほかの子どもとはちょっと違う言動が多くなり、集団のなかでは浮いてしまいがちです。

　その様子が、自分の気持ちを優先していて、ほかの子に合わせる気がないようにみえるかもしれませんが、基本的には、本人にそんなつもりはありません。

　本人はたいてい、友達と仲良くしたいと思っていて、しかし人に合わせるのは苦手で、困っています。友達がほしいという気持ちをうまく表現できずに悩んでいるのだと、わかってあげてください。

孤独を感じている

マイペースに行動しているようにみえるかもしれませんが、そのとき、発達障害の子の多くは孤独を感じています。友達がほしいのに、まわりの子にうまく関われず、困っているのです。

本人の気持ち

ぼくも、もっと
しゃべりたい。
ぼくの話も聞いてほしい

でも、ぼくが話すと
いつもみんなが嫌がるから、
話しにくい

友達と仲良くしたい。
でもどうすれば
いいんだろう

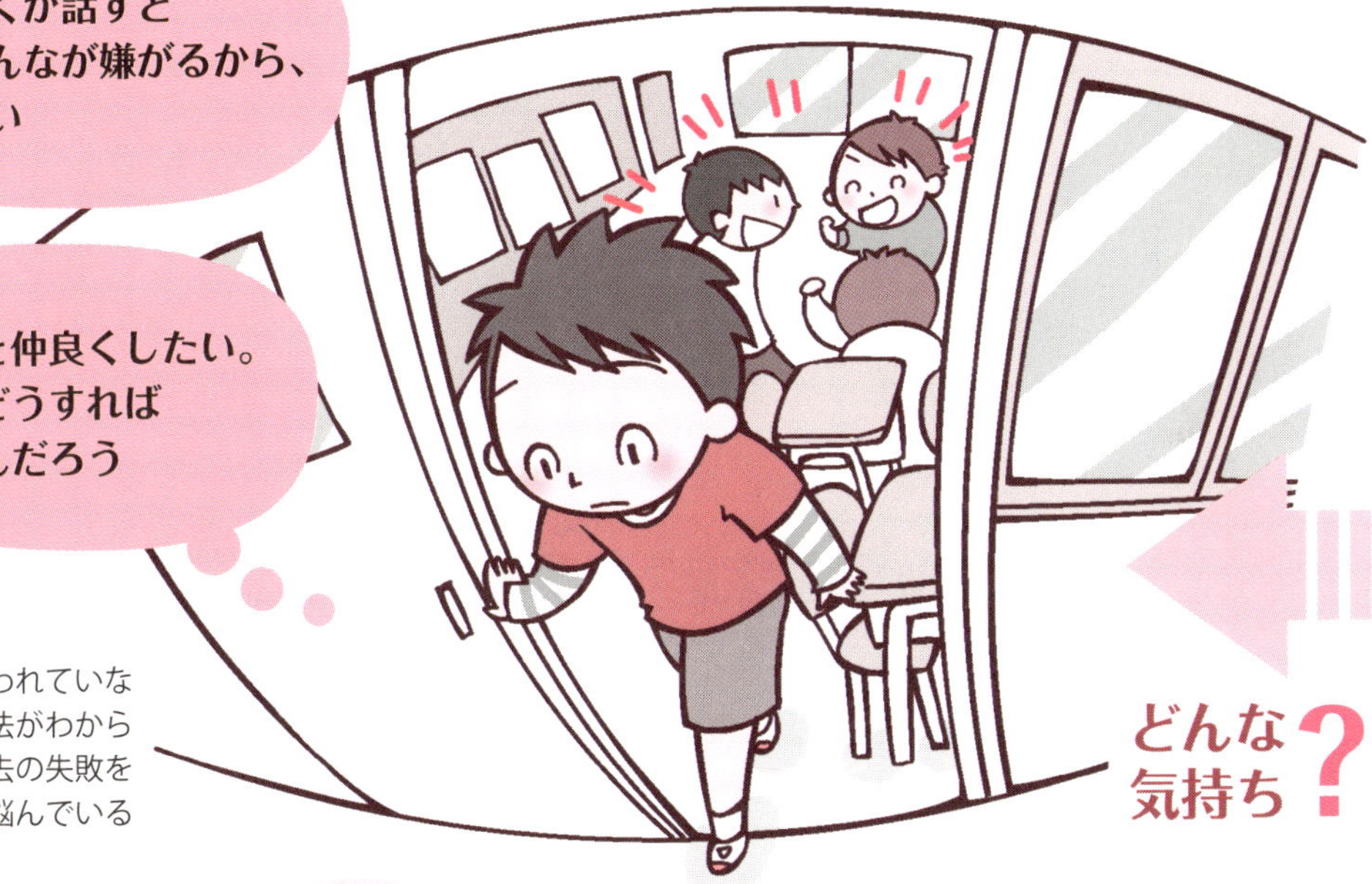

友達とうまく関われていない子は、その方法がわからなかったり、過去の失敗を気にしたりして悩んでいる

どんな気持ち？

有光《ありみつ》アドバイス
ひとりも好きだけど、友達もほしいんです

発達障害の子は、まわりの子にペースを合わせるのが苦手です。基本的には、集団行動をしているときよりも、ひとりでいるときのほうが、気持ちは楽でしょう。

しかし、だからと言って、彼らが孤独を望んでいるわけではありません。集団行動は苦手でも、友達はほしいのです。

ひとりで気楽にすごす時間も大切ですが、友達といっしょにいる時間もつくっていきましょう。発達障害の子には、発言や行動を少し調整すれば、友達と付き合いやすくなるということを伝えてください。その調整の仕方を、次の第３章で解説していきます。

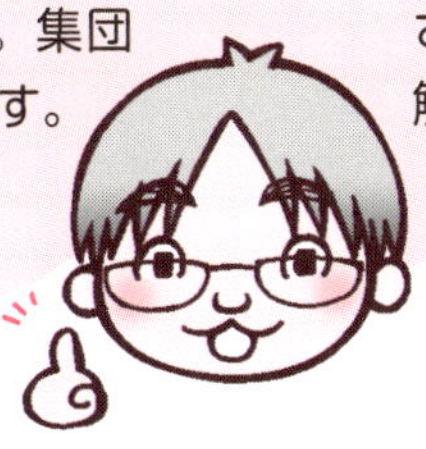

友達に嫌われる理由がわからない

仲間はずれにされてしまう

本人は友達がほしいと思っていても、さまざまなすれ違いが解消できないままでは、徐々にまわりの子との関係が悪化していきます。なかには、ほかの子に嫌われ、仲間はずれにされてしまう子もいます。

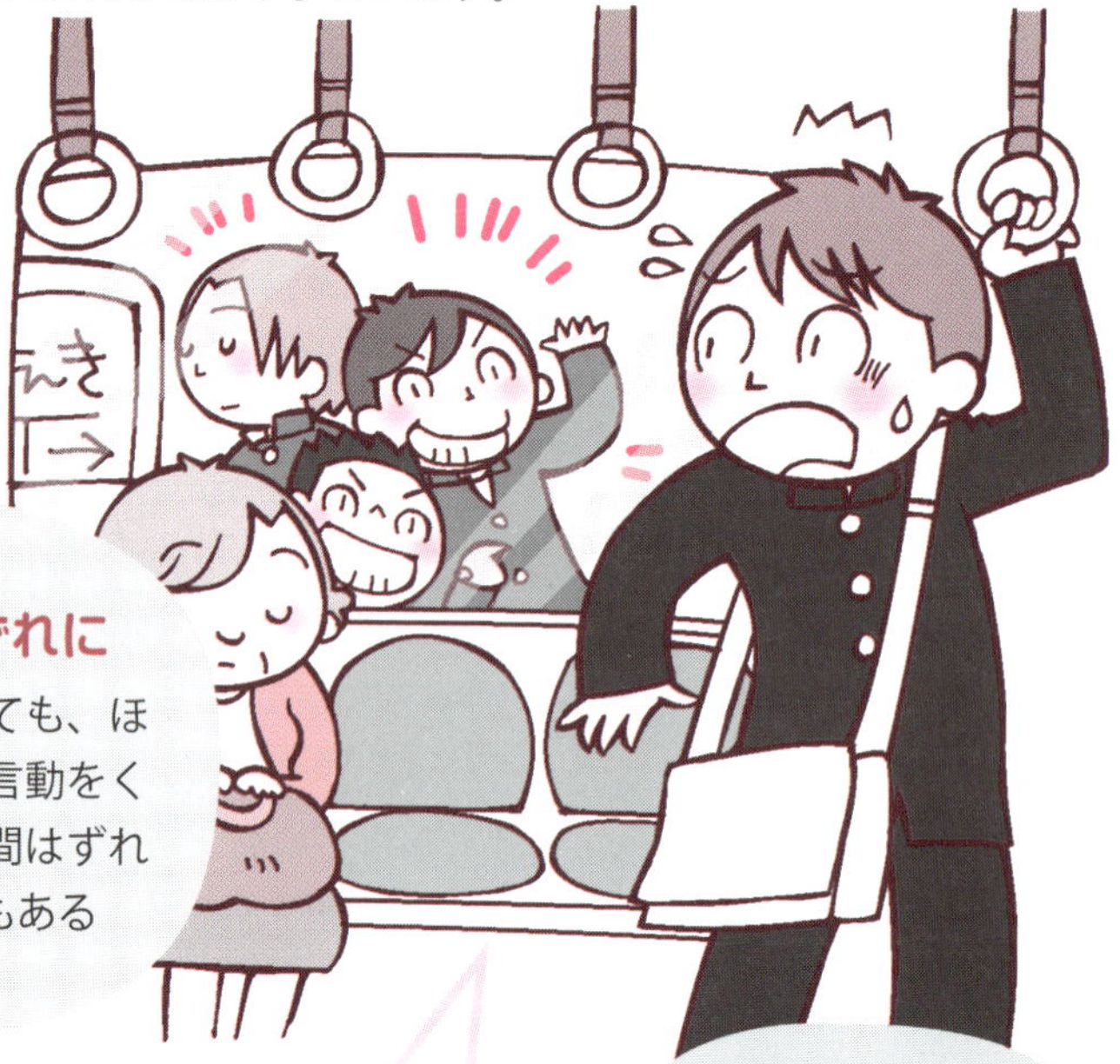

みんなで同じ電車に乗って下校していたのに、突然自分だけ仲間はずれにされ、置き去りに

嫌われて仲間はずれに

本人には悪気がなくても、ほかの子に嫌がられる言動をくり返していれば、仲間はずれにされてしまうこともある

友達はどう思っているか

多くの場合、友達は最初から発達障害の子を仲間はずれにしようとは考えていません。ただ、話が合わず、遊んでいてもすれ違うという状況が続くと、徐々に疎遠になっていきます。そこでトラブルが起こり、関係が悪化すると、仲間はずれにされてしまう場合があるのです。

この子と話してもつまらない。話が合わないから、もうおしゃべりをしなくていい

急に帰ってしまったりして、自分勝手なことが多い。友達にはなりたくない

遊んでいてもルールを破ったりして、マナーが悪い。遊びに誘いたくない

この子がマイペースなのは、そういう性格だから。直す気がないなら付き合いたくない

ひとりでは問題に気づけない

発達障害の子は、仲間はずれにされてしまっても、ひとりではその原因に気づけないことがあります。どの発言や行動がまわりの子を怒らせたのか、本人なりに一生懸命考えているのですが、それがわからないのです。

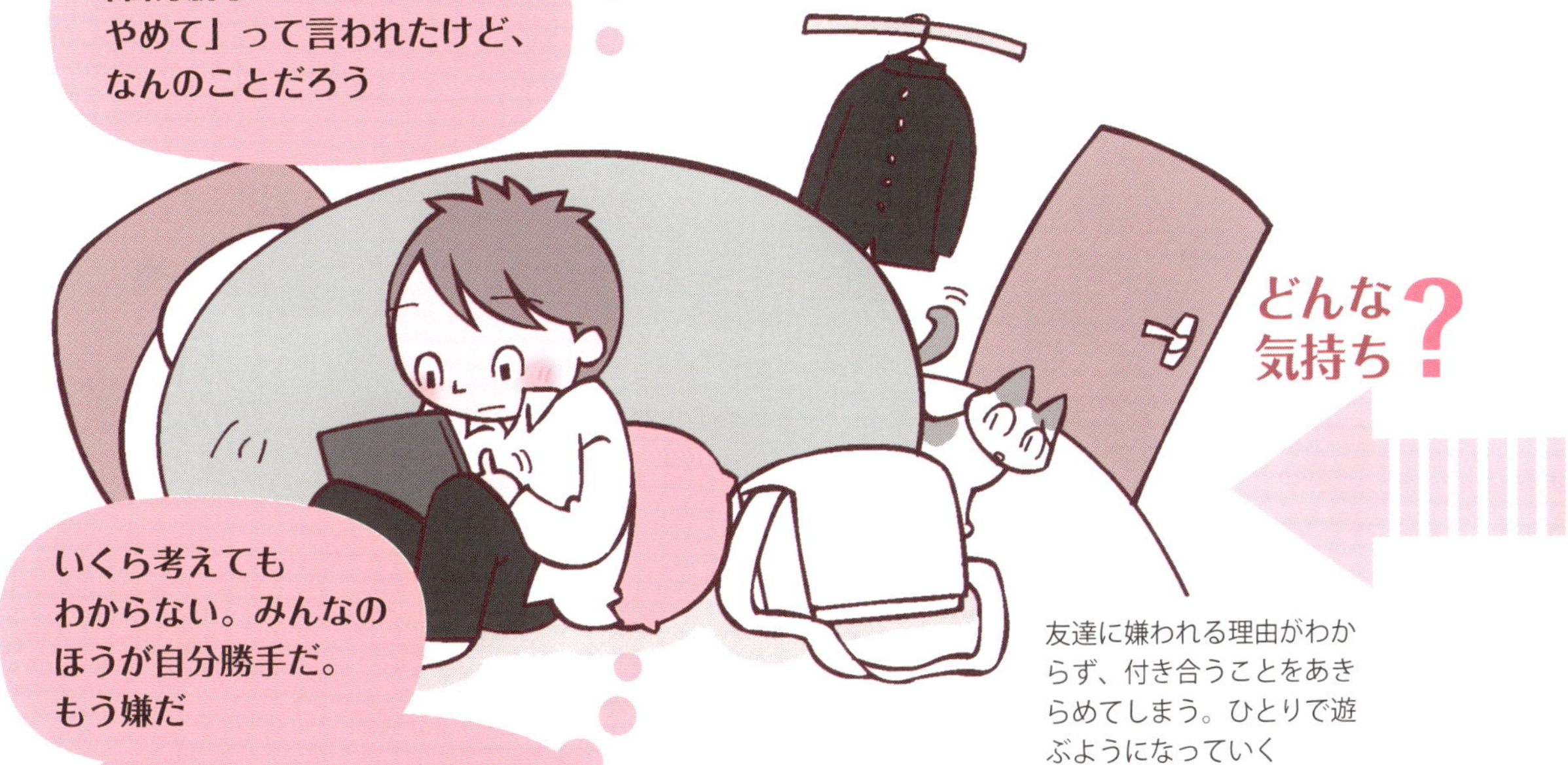
本人の気持ち
どうして急にみんなに無視されるようになったのかな？
「自分勝手なことはやめて」って言われたけど、なんのことだろう
いくら考えてもわからない。みんなのほうが自分勝手だ。もう嫌だ
ひとりでいるほうが気が楽だ。あんなやつらとはもう遊ばない
どんな気持ち？

友達に嫌われる理由がわからず、付き合うことをあきらめてしまう。ひとりで遊ぶようになっていく

本人にも友達にも理解をうながす

発達障害の子は、友達付き合いがうまくいかない理由を理解できていないことがあります。悪気がなくても、友達が嫌がることをしていれば関係は悪化するのだということを伝えてください。

その子のどんな言動が相手を怒らせているのか、具体的に説明しましょう。本書のトレーニングにとりくむことで、子どもの理解をうながし、その子の言動を調整していくことができます。

本人が、努力する姿を友達にみせるのも大切です。友達の多くは、発達障害の子が反省していないと感じています。本人が問題に気づき、解消しようとしていることが伝われば、友達の反応も変わってきます。

ポイント解説

コミュニケーションがとれなくなっていく

スキルの差が開いていく

発達障害の子とまわりの子とのすれ違いは、最初は小さなものですが、放置していると拡大していきます。まわりの子が交流を深めるなかで、発達障害の子は孤立していき、対人関係のスキルに格差が出るのです。

小学校時代

小４くらいから、発達障害の子には友達付き合いの悩みが出やすい。しかし小学校時代はまだほかの子との差が小さく、交流もできている

発達障害の子

中学・高校時代

中学・高校の頃から、ほかの子との差が開き出す。授業には出られても、部活や放課後の活動で、ほかの子にうまく関われなくなってくる

ほかの子

中学・高校の頃には、まわりの子が友達付き合いを上達させていく。相手によって接し方を変え、複雑な人間関係を築きはじめる

大学に入る頃には、まわりの人のスキルが成熟してくる。恋愛やアルバイトなども経験して人間関係を広げ、深めていく

社会に出ると、まわりの人は仕事に必要なスキルも身につけ、同僚と協力して働けるように。プライベートもさらに充実してくる

ほかの子が順調に対人関係のスキルを身につけていくなかで、発達障害の子が友達づくりにつまずいていると、両者の間にはスキルの格差が生じてしまい、やがてコミュニケーションがとれなくなってくる。

中学生くらいから差がつきはじめる

　友達づくりが苦手なままでは対人関係スキルが育ちにくく、年齢を重ねるにつれて、ほかの子どもとの差が広がっていきます。

　中学生くらいから差がつきはじめるので、それまでにサポートをはじめる必要があります。

高校や大学から問題が深刻に

　小学生のときには、友達がうまくつくれなくても、多くの場合、それほど大きな問題にはなりません。ほかの子が気をつかってくれたり、先生がフォローしてくれたりするからです。

　しかし、そのように自然発生的な支援は中学以降、徐々に減っていきます。その段階でまだスキルが不足していると、その後、孤立して退学や退職といった深刻な状態に陥る場合があります。

POINT

格差がついて問題に

　友達づくりが苦手でも、勉強をがんばっていれば進学はできます。しかし高校や大学では協調性を強く求められ、職場ではその傾向がさらに強くなります。そこで格差が目立ち、大きな問題となるのです。

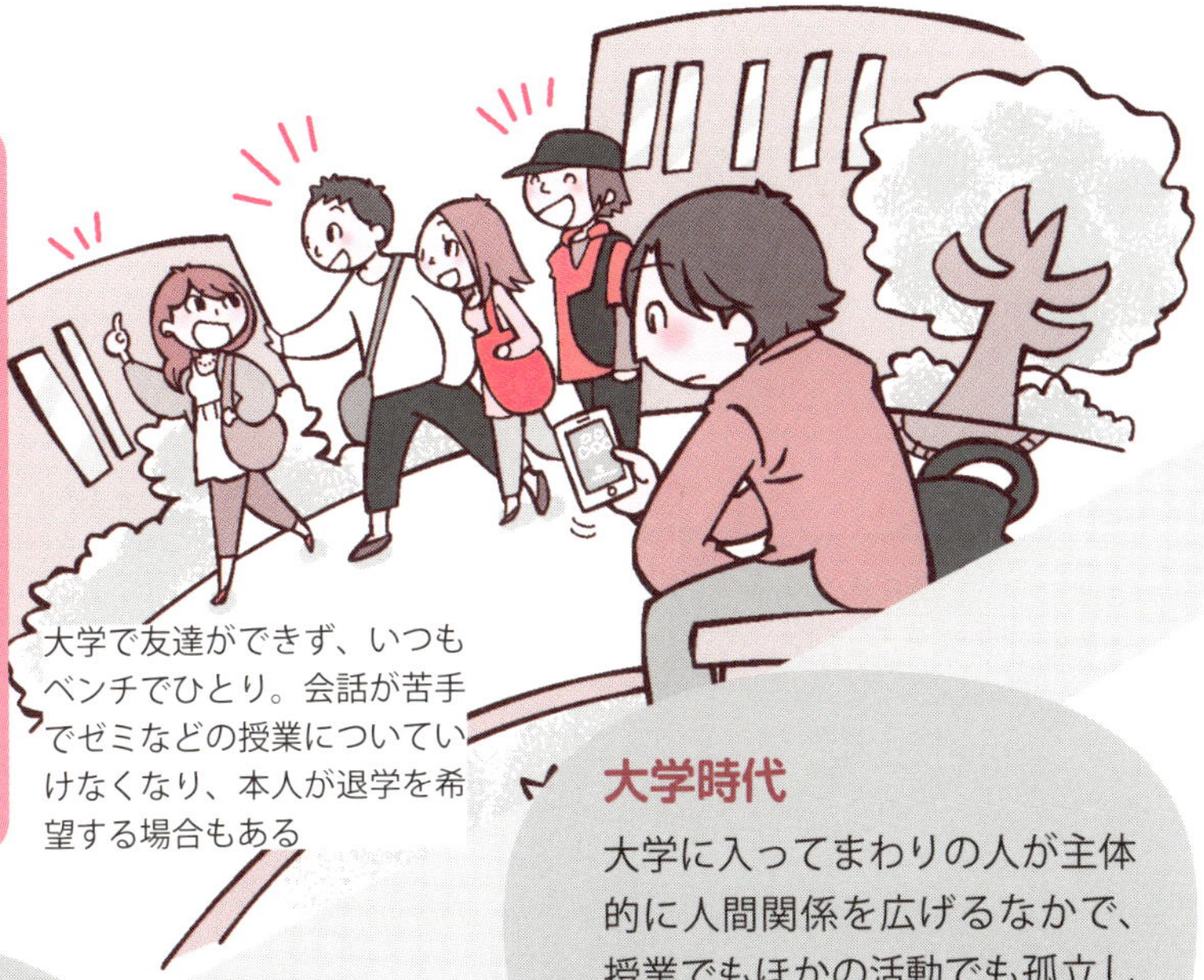

大学で友達ができず、いつもベンチでひとり。会話が苦手でゼミなどの授業についていけなくなり、本人が退学を希望する場合もある

大学時代

大学に入ってまわりの人が主体的に人間関係を広げるなかで、授業でもほかの活動でも孤立しはじめる。ほかの人からのフォローも減ってくる

社会人時代

社会に出てから、仕事自体はできるのに職場の人間関係になじめず、トラブルに陥る場合がある。コミュニケーション能力が低いと言われてしまう

対応法

子どもとほかの子のズレを理解する

まずは違いを受け止める

友達づくりの悩みを解消していくためには、まず子どもとほかの子に違いがあるという点を受け止めることからはじめましょう。

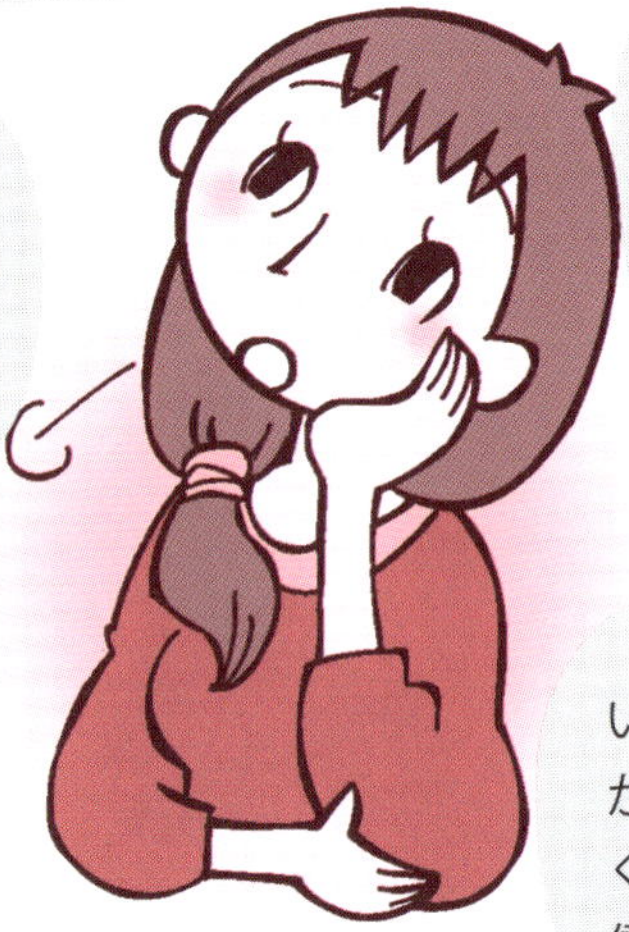
どうしてこの子はいつも話が食い違うんだろう。なぜ会話が上達しないのかな
同級生とケンカをしたり、先生に失礼なことを言ったりするのは、もうやめて
勉強が苦手でも、もうちょっと努力できると思う。がんばってほしい
いつかはこの子に友達ができて、家に連れてくることもあるんだと信じたい

トラブルを起こさず、ほかの子と同じように育ってほしいと願うのも無理はない。でもまずはそこから一歩踏み出したい

違いがわかればやり方もわかる

友達づくりの困難に発達障害の特徴が関わっている場合には、まずその特徴を子ども本人や親が理解することが大切です。

特徴がわかれば、子どもの得意・不得意が明確になります。友達づくりにいかせること、努力しても難しいことが把握でき、問題解決の糸口がみえてきます。

闇雲にがんばり、失敗して傷つくのではなく、目的をもって努力できるようになっていくのです。

発達障害を受け止めるのは、簡単なことではありません。しかしそれが問題解決の第一歩になります。まずはそこからとりくんでいきましょう。

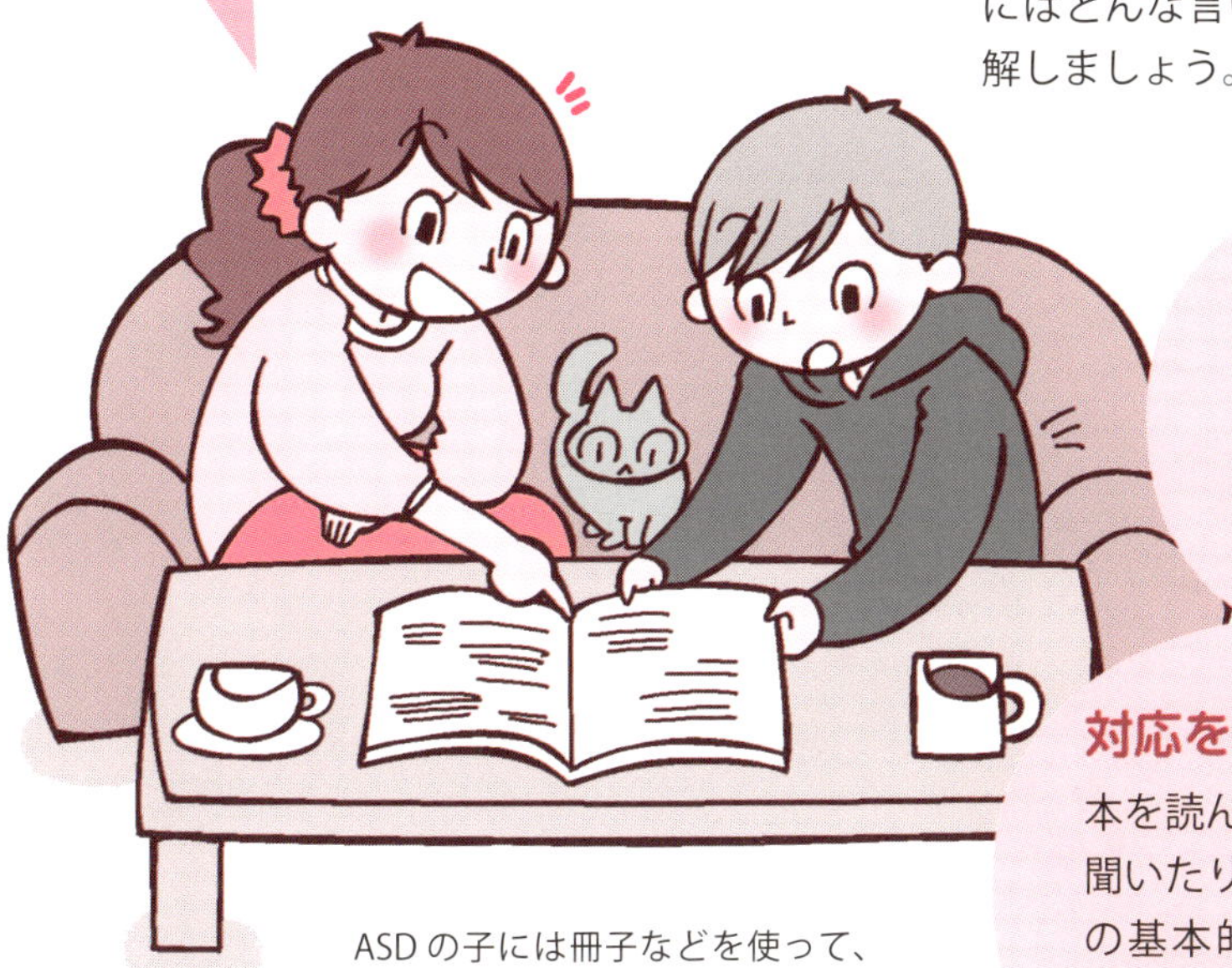
○○くんってスポーツが
好きだよね。この記事の話なら
会話がはずみそうよ

ASDの子には冊子などを使って、視覚的・具体的に説明すると、ものごとが伝わりやすい。親がそのような工夫を身につけていく

違いをしっかりと理解する

発達障害の子には、さまざまな特徴があります。その子がなにを得意としているか、その子にはどんな言い方が伝わりやすいのか、親が理解しましょう。それが対応の基本です。

特徴を知る

子どもの特徴を具体的に理解する。その子をよくみるとともに、医師や心理士などの専門家から発達障害の説明も聞くとよい

対応を知る

本を読んだり、専門家の助言を聞いたりして、発達障害の子への基本的なサポートを理解する。それを子どもに照らし合わせて取捨選択していく

タイプの違いも意識する

発達障害の子とほかの子との違いを理解するのも重要ですが、発達障害の子のなかにもタイプの違いがあります。それも重要です。

たとえば「友達がまったくいない」という子がいます。ＡＳＤの子に多いタイプです。そういう子には、まず友達をみつける方法から教えていくことになります。

いっぽうＡＤＨＤの子の場合、活発で人気があり、友達がけっこう多いという子もいます。しかし「友達とよくもめる」タイプだったりします。その場合、友達がいない子とは、必要なトレーニングが大きく変わります。

「友達がまったくいない」タイプには「①友達と付き合う」トレーニングから

「付き合いが続かない」タイプには「②おしゃべり」や「⑤認め合う」トレーニング

「友達とよくもめる」タイプには「⑥〜⑩ルール」のトレーニング

①、②などトレーニングの詳細は第3章へ

対応法

ズレが広がらないようにサポートする

ズレが広がると、どうなるのか

会話や行動のズレが放置されて広がると、最悪の場合、子どもが対人関係全般を嫌い、ひきこもり状態になってしまうこともあります。

トラブルが続くと、本人もイライラしてくる。友達のアドバイスに反発したりして、ますます孤立していく

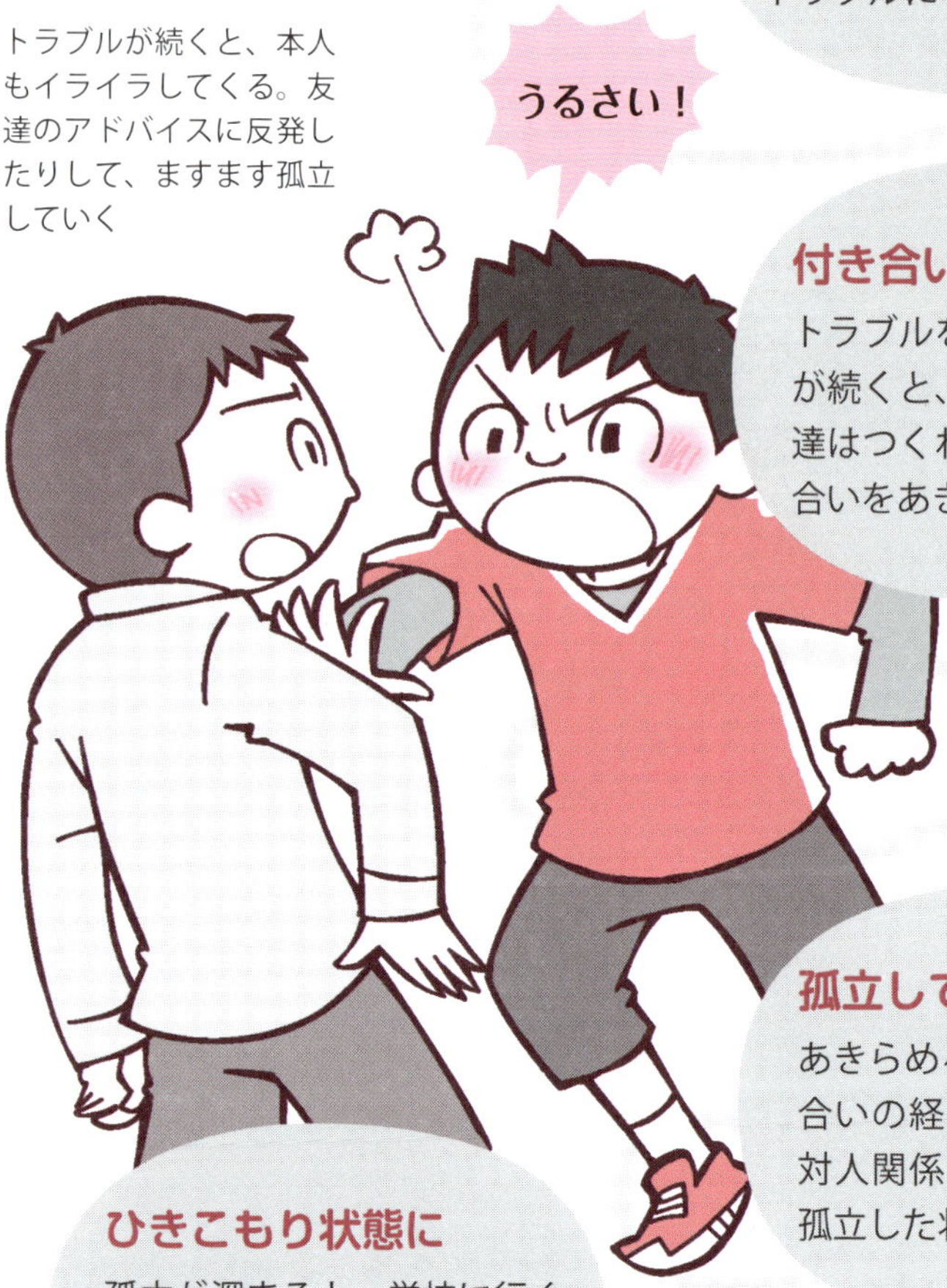

トラブルが増える

最初はささいなすれ違いでも、何度も続くと問題視される。友達を怒らせたりして、トラブルになっていく

付き合いをあきらめる

トラブルを解消できない状態が続くと、本人が自分には友達はつくれないと考え、付き合いをあきらめてしまう

孤立していく

あきらめることで、友達付き合いの経験が増えなくなり、対人関係がますます苦手に。孤立した状態になっていく

ひきこもり状態に

孤立が深まると、学校に行くことにさえ不安やいらだちを感じ、ひきこもり状態になってしまう場合もある

親や先生、友達のサポートが必要

発達障害の子は、友達付き合いの機微がつかめなくて、困っています。その子にただ改善を求めても、苦しめるだけです。まわりの人がサポートして、その子が努力できる環境をつくりましょう。それこそが「友達づくり」トレーニングです。

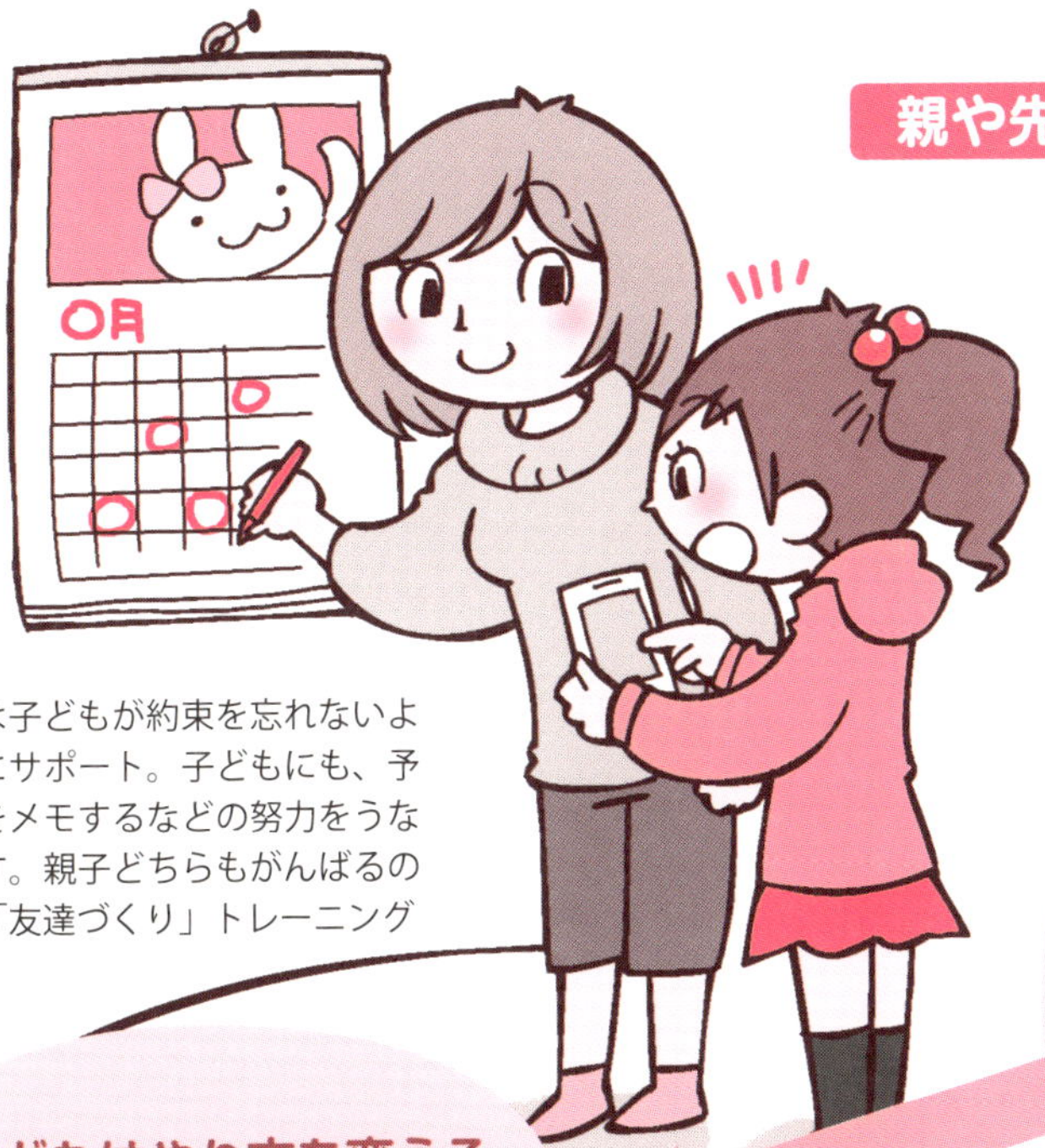

親は子どもが約束を忘れないようにサポート。子どもにも、予定をメモするなどの努力をうながす。親子どちらもがんばるのが「友達づくり」トレーニング

まわりがサポートする

子どもがズレを理解して対応できるように、親がサポート。その子の特徴を本人に説明し、対策を教えていっしょに練習する

子どもはやり方を変える

子ども本人はサポートを受けながら、話し方や友達との関わり方、ルールへの理解などを見直していく

サポートがあるから、努力できる

本人にまかせないでサポートする

発達障害の特徴が理解できてきたら、それが友達付き合いのズレになったり、ズレを広げたりしないよう、対応していきましょう。

対応のポイントは、本人まかせにせず、親やまわりの人もいっしょにがんばること。子どもが中高生にもなると、もう親の手は必要ないと思えるかもしれません。しかし発達障害の子は、自分を客観的に理解するのが苦手。サポートが重要な意味をもちます。

ひきこもりへの移行を早めに予防できる

親やまわりの人がしっかりとサポートすれば、子どもは「友達づくり」トレーニングにとりくみ、自分の言動を調整できます。いまなにか悩みがあっても、それがひきこもりのような深刻な問題につながることを防げるのです。

COLUMN

努力をねぎらう ほめ言葉10

友達付き合いで問題ばかり起こしている子をみると、ほめるところがないと感じるかもしれません。そういうときは、問題という結果ではなく、過程をほめてください。「学校に行けた」「得意なことだけはやった」というような、当たり前のことを認めて言葉に出すことで、子どもが自信をもてます。

部活、お疲れ様
（日々の活動をねぎらう）

今日は友達と昼ごはんを食べたんだ
（子どもの話を復唱する）

楽しめてよかったね
（当たり前のこともほめる）

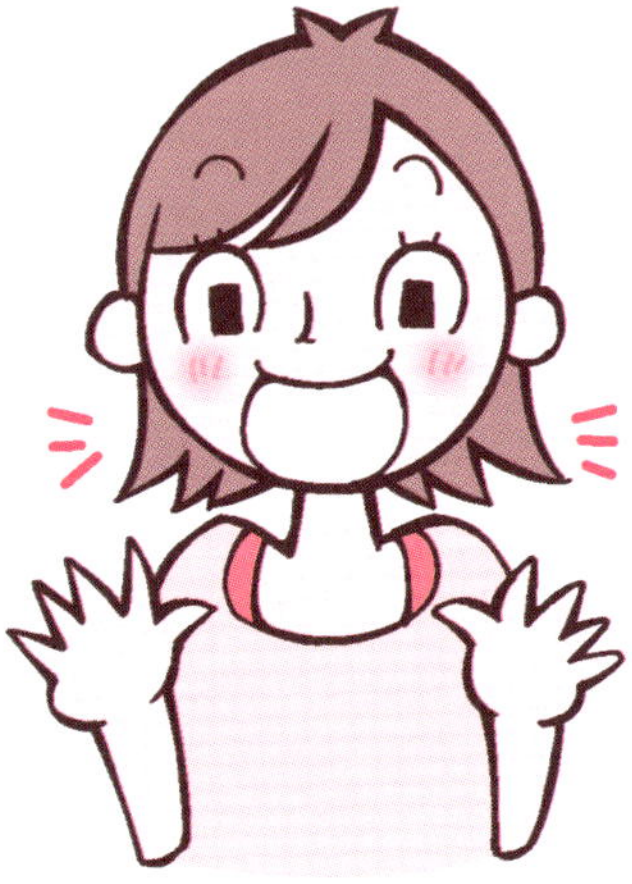

調べ物は得意だもんね
（得意なことをほめる）

そういう作業が向いているんだね
（得意分野を意識させる）

一生懸命やっていたね
（結果より過程をほめる）

チャレンジできただけでもすごいよ
（失敗しても過程をほめる）

手伝ってもらえてよかったね
（協力できたことをほめる）

去年より上手になったね
（人と比べず、その子自身の成長をほめる）

よく覚えていたね
（できていることをほめる）

3 今日からはじめる「友達づくり」トレーニング

友達付き合いがうまくいっていない場合、
子どもの努力をうながすだけでは、状況はなかなか変わりません。
話し方や遊び方、SNS の使い方、
公共の場でのふるまい方などを親子で確認し、
ズレているところを調整していきましょう。
家庭ですぐにできる 15 種類のトレーニングを紹介します。

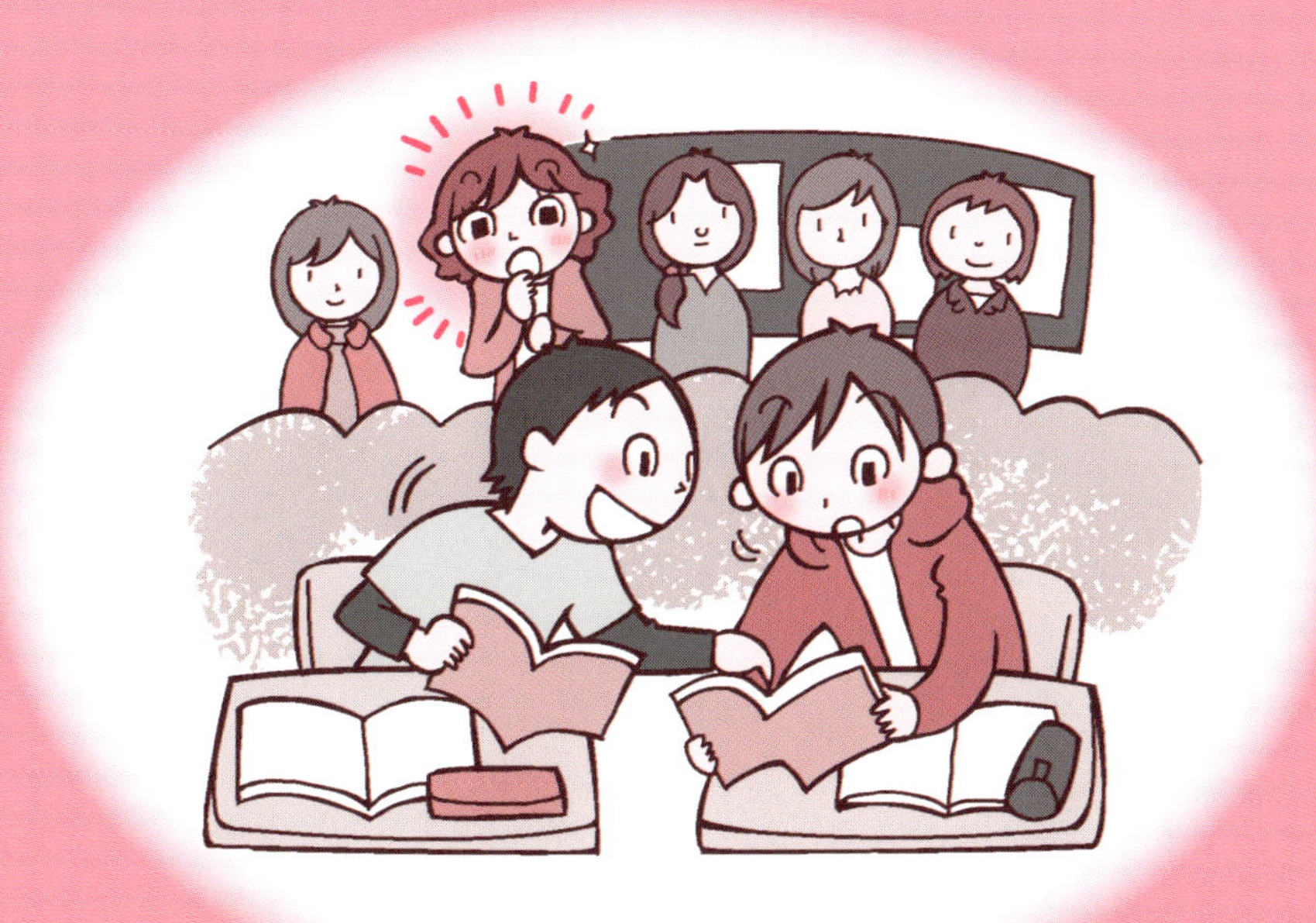

「いいお友達」をみつけて、関係を深めていく

大人になる日に向けて友達をつくっていく

友達づくりトレーニングの基本は、最初から大きな目標を立てず、スモールステップで一歩ずつとりくんでいくこと。

友達づくりの苦手な子が「グループでうまくやっていこう」といった大きな目標を立て、すぐに効果を出そうとすると、難しすぎて挫折してしまいます。そこで傷つき、あきらめたら、友達付き合いを経験していけません。

いまは目標を小さくして、まずはひとりの友達と付き合うことから、とりくんでいきましょう。そうして一歩ずつ進み、大人になる日に向けて、友達を少しずつ、つくっていくのです。

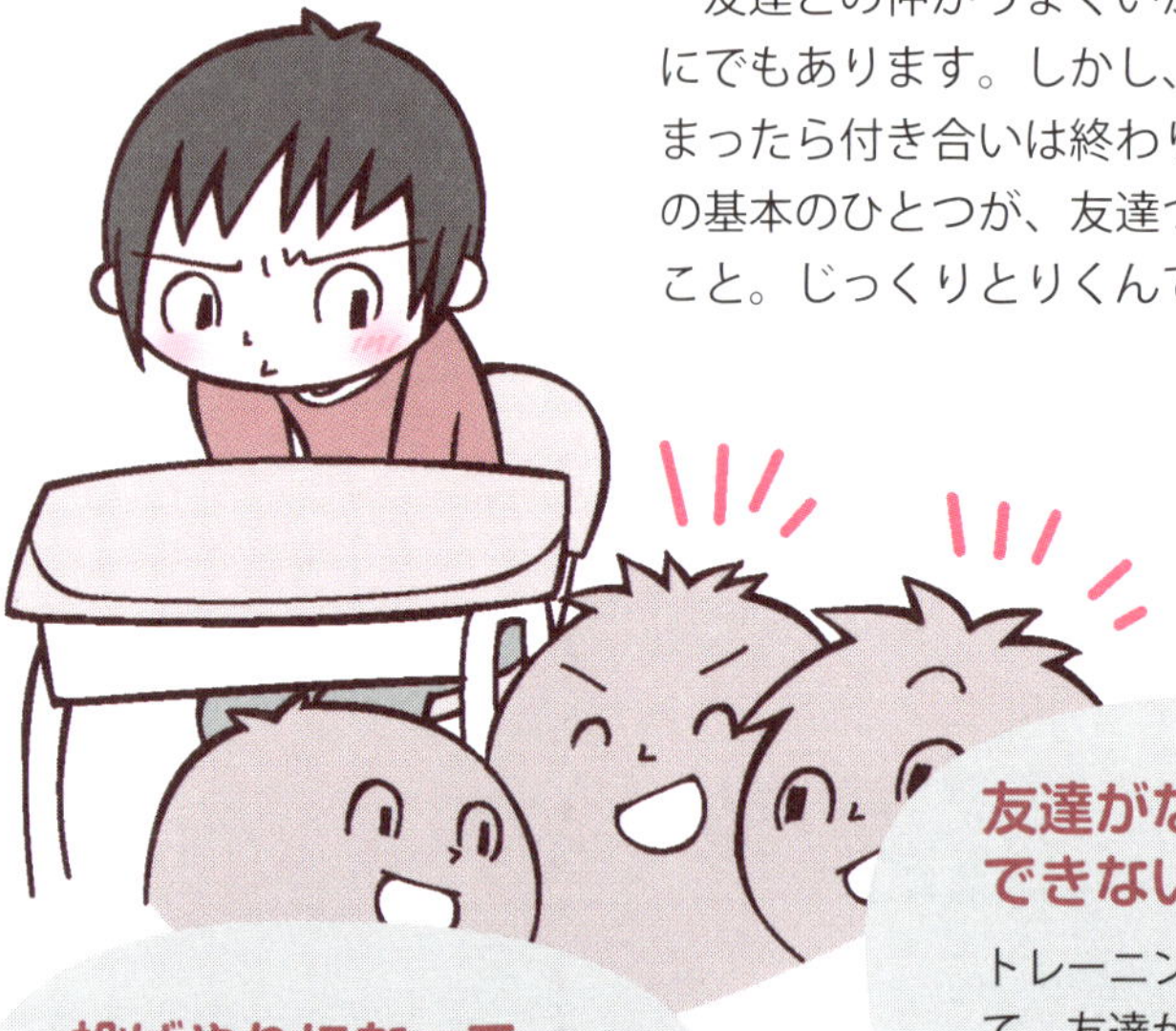

投げやりな態度をとっていると、友達との距離はさらに開いてしまう

友達がなかなかできない

トレーニングをしたからといって、友達がすぐにでき、すべてうまくいくわけではない

投げやりになってしまいがち

親も子も「仲良くなるなんて無理だ」「友達がいなくてもいい」と考え、投げやりになりがち

あきらめたら終わり

友達との仲がうまくいかなくなることは、誰にでもあります。しかし、そこであきらめてしまったら付き合いは終わりです。トレーニングの基本のひとつが、友達づくりをあきらめないこと。じっくりとりくんでいきましょう。

まずひとり、いいお友達を

友達づくりをあきらめず、まずはひとり、いいお友達をつくることからはじめましょう。最初からたくさんの友達をつくろうとせず、1対1の付き合いからはじめると、無理なくとりくめます。

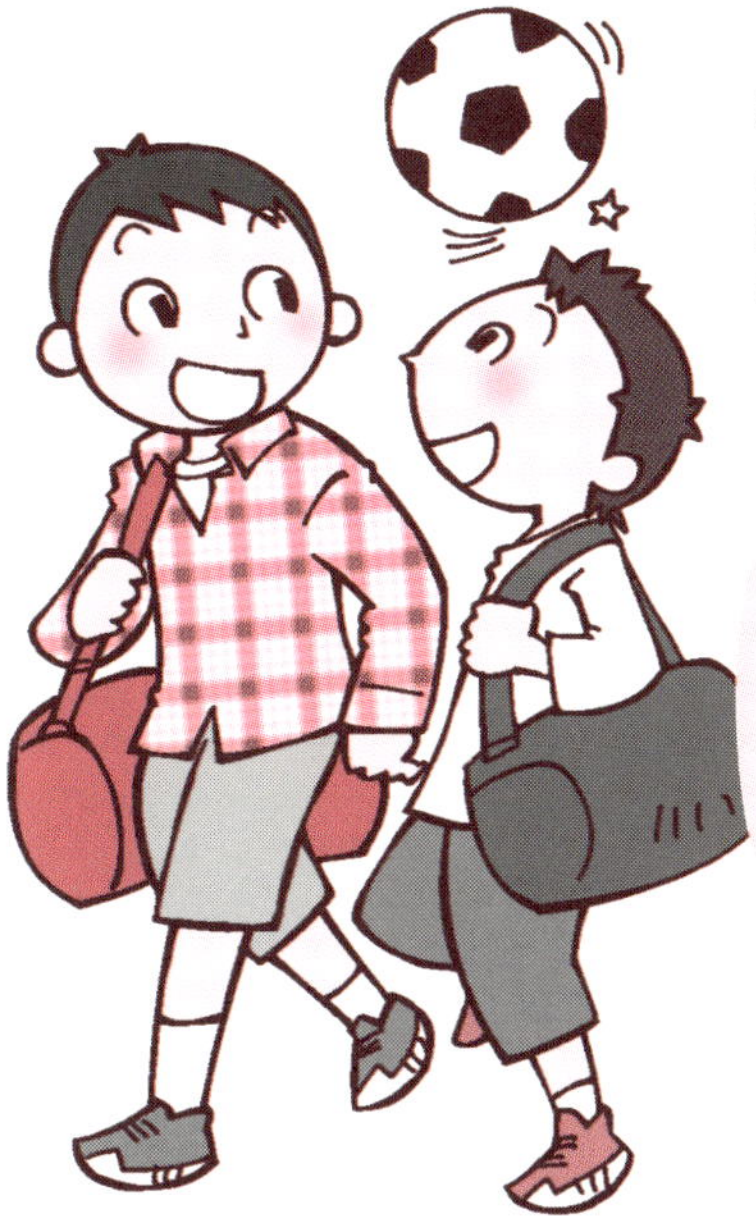

みんなと付き合えなくても、たとえば部活にひとり仲のよい友達がいて、交流できる時間があると、それがよい経験に

いいお友達と付き合う

学校などで、いっしょに活動しやすい子との付き合いを深めていく。その子と1対1で、無理のない範囲で少しずつ交流する

自信になる

相手がひとりでも、おしゃべりをしたり、いっしょに勉強したりすることをくり返し経験できると、それが子どもにとって友達づくりの自信になる

わかってもらえる

いいお友達にはわざわざ発達障害の診断名を伝えなくても、行動面の特徴を徐々にわかってもらえて、上手に付き合える場合が多い

まわりの子との間でいさかいが起きたときに、行動面の特徴を知っている友達がフォローしてくれることもある

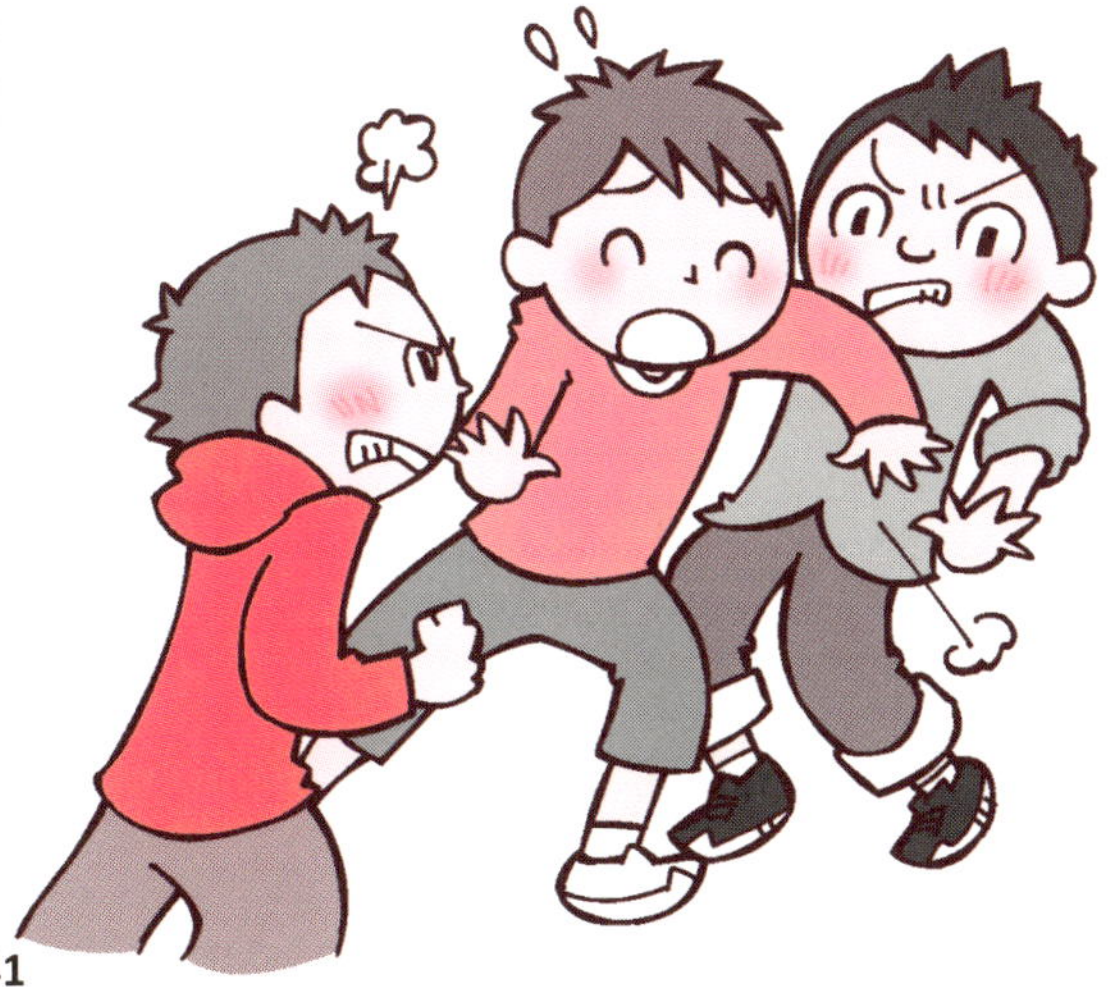

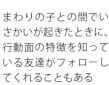

「いいお友達」とは

「いいお友達」は、発達障害の子を手伝ってくれる「都合のいいお友達」ではありません。気の合うところのある、「感じのいいお友達」です。

たすけてくれる子を探すのではなく、いっしょに活動しやすい子を探してください。そういう相手なら、ただ手伝ってもらうだけでなく、なにごとも協力しながら「いいお付き合い」をしていけます。

トレーニングの基本

親にルールやマナーを教えてもらう

まわりの子からは学びにくい

発達障害の子は、まわりの子をみて発言や行動を調整することが苦手です。得意・不得意が分かれていて、まわりの子と同じようにはできないこともあります。

そのため、いいお友達がひとりできたからといって、その相手からなんでも学んで成長していけるというわけではありません。

親も友達付き合いのポイントを教えたり、いっしょに練習したりして、子どもの成長をサポートしましょう。

友達との交流をあきらめず、家庭で練習し、学校でチャレンジをくり返す。それが「友達づくり」トレーニングの基本形です。

家庭で学んで、学校で実践

まずはひとりの友達と付き合うことから。しかし、友達づくりが苦手な子にとっては、ひとりの相手と付き合っていくのも、そう簡単ではありません。親が家庭で教えたり手伝ったりして、フォローしてください。

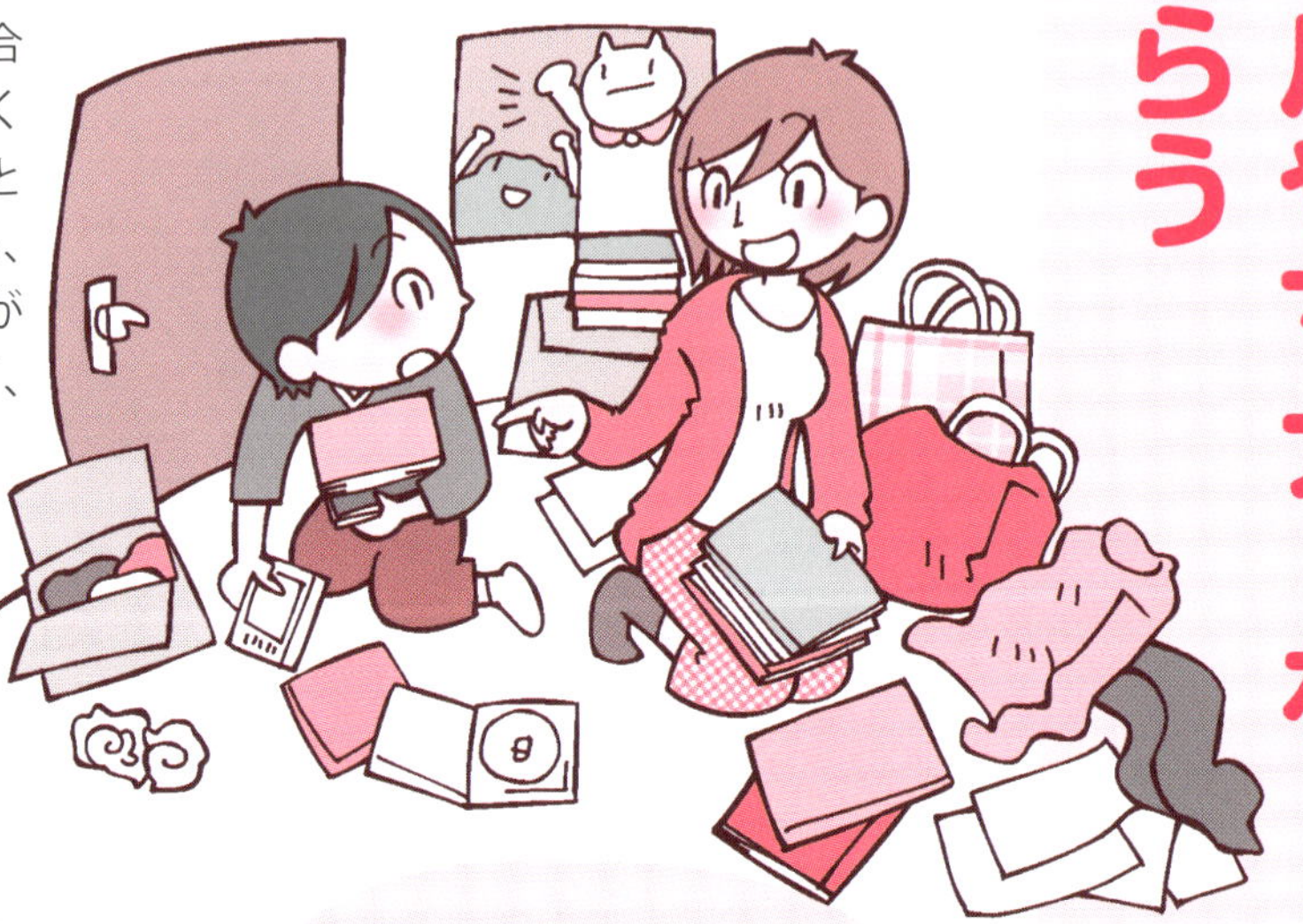

修学旅行や部活の合宿、キャンプなどの前に、家庭で道具の片付け方を教えておく。当日になって友達といっしょに活動するとき、戸惑わずに済む

親が家庭で教える・手伝う

友達との接し方や集団行動の基本などを、親が家庭で子どもに教える。最初は手伝ったり、見本をみせたりする

←

子どもが学校で実践する

親から学んだことを学校や外出先で実践する。うまくいかなければ、帰宅してからまた親子で練習する

トレーニングは 15 種類

友達づくりで重要なことはたくさんありますが、本書ではそのなかから発達障害の子に役立つことを厳選し、大きく 15 種類に分けて紹介しています。できそうなところから、家庭でとりくんでみてください。

このトレーニングには厳密な順序はない。①から順番にとりくまなくてもよい。子どもがすぐにできそうなところからスタートして、自信をつけながら実践していくのがおすすめ

トレーニング 1 ～ 5

友達づくりをはじめる

最初のステップは友達をつくること。いっしょに活動しやすい子をみつけて、その子とおしゃべりをする。そこからまわりの子との会話も広がっていく

44 ～ 55 ページ参照

トレーニング 6 ～ 10

友達づくりを広げる

友達と交流できるようになってきたら、グループにも目を向け、みんなで活動するときのルールを確認。集団行動で大きな問題を起こさないように注意する

58 ～ 67 ページ参照

トレーニング 11 ～ 15

友達づくりを深める

付き合いが深まっていくと、放課後に友達と外出するようにもなっていく。外出時のマナーを確認したり、ケンカをさけるコツを学んだりする

70 ～ 79 ページ参照

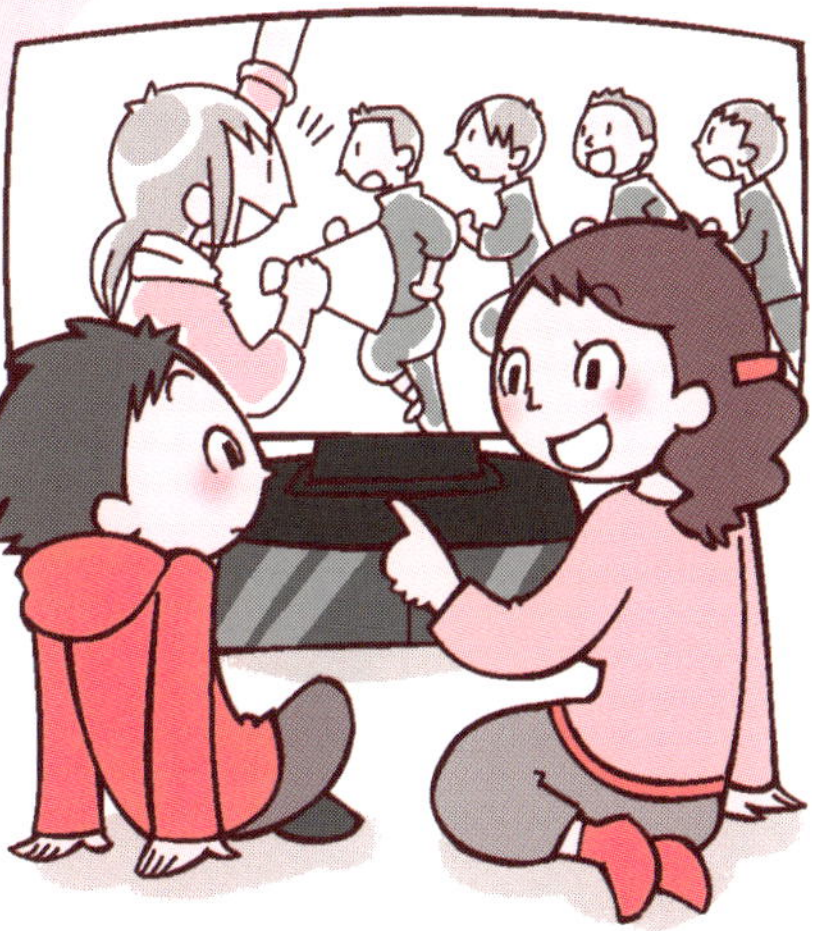

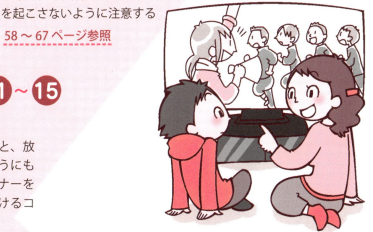

テレビドラマなども参考にしながら、集団行動のルールを親子で確認する。子どもに考えを聞いてみると、意外な勘違いをしていることもある

トレーニング 1

友達と付き合う

いっしょに活動しやすい仲間をみつける

目標

友達づくりをはじめる

友達づくりの第一歩は、まずひとりの友達をつくることから。親やきょうだいだけでなく、同級生とも付き合えるように、親がフォローしていきます。

ここにある
ペンのなかから
選ぶといいよ
キラ
キラ

関わり方がわかっていない

「笑顔であいさつ」「声の大きさを調節」といった、人との関わり方の基本がわかっていない子もいる。親はそれぐらい基本的なことからフォローする

合わせてもらっている

兄や姉、近所の年上の子が、発達障害の子に合わせて行動してくれている場合もある。そこから一歩踏み出したい

発達障害の子を、兄や姉が上手に手伝っていることが多い。それも大切なやりとりだが、友達との付き合いもはじめたい

※「笑顔」や「声の大きさ」などの基本的なやりとりについて、既刊『発達障害の子のコミュニケーション・トレーニング』ではよりくわしく解説しています。

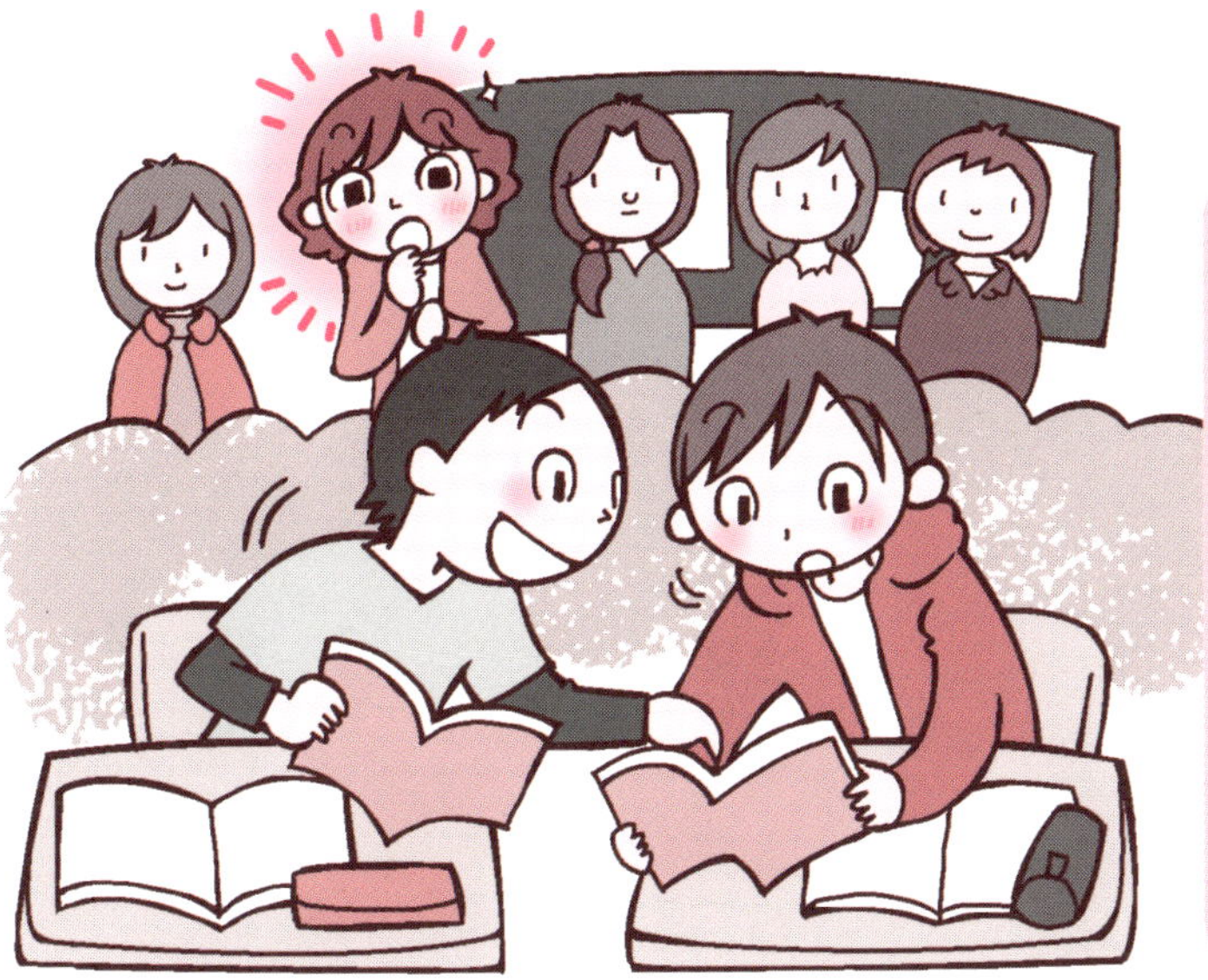

授業参観で子どもの様子を把握できることもある。それをもとに家庭で子どもと相談する機会をもうけ、フォローしていくとよい

やり方

同級生との付き合いをフォロー

　子どもの様子をみていて、まだ友達付き合いがうまくできていないようなら、同級生との交流を親がフォローしてください。クラスのなかに、いっしょに活動しやすい子が何人かいるものです。その子たちとの仲がこじれないようにサポートしましょう。

子どもをみる、話を聞く

ほかの子と遊ぶ姿をみたり、本人の話を聞いたりして、現状を理解する。すでに親しい友達がいるようなら、トレーニング②以降から気になるものを実践する

○ 気の合う子との付き合いを大切に

まだ友達付き合いが広がっていなければ、親がフォローする。本人と趣味が共通する子などがいれば、その子との付き合いを②～⑤などのトレーニングでサポート。本人は積極的になれないこともあるので、励ましながら実践していく

同級生でタイプの違う子がよい

いっしょに活動する友達は、同級生がよいでしょう。年齢の違う子では、活動のペースがなかなか合いません。とくに相手が年上だと頼ってしまいがちで、成長のチャンスを逃すかもしれません。

　また、多動やこだわりなどの特徴が似ている相手よりも、タイプの違う子のほうが、よい付き合いができます。それぞれの長所をいかして、たすけ合えるからです。

トレーニング 2

友達とのおしゃべり

会話では話題や話の流れを意識する

サッカーの話をしているのに、突然「グラウンドへの水まきがおもしろい」などと言い出す。目のつけどころが独特で、会話がすれ違う

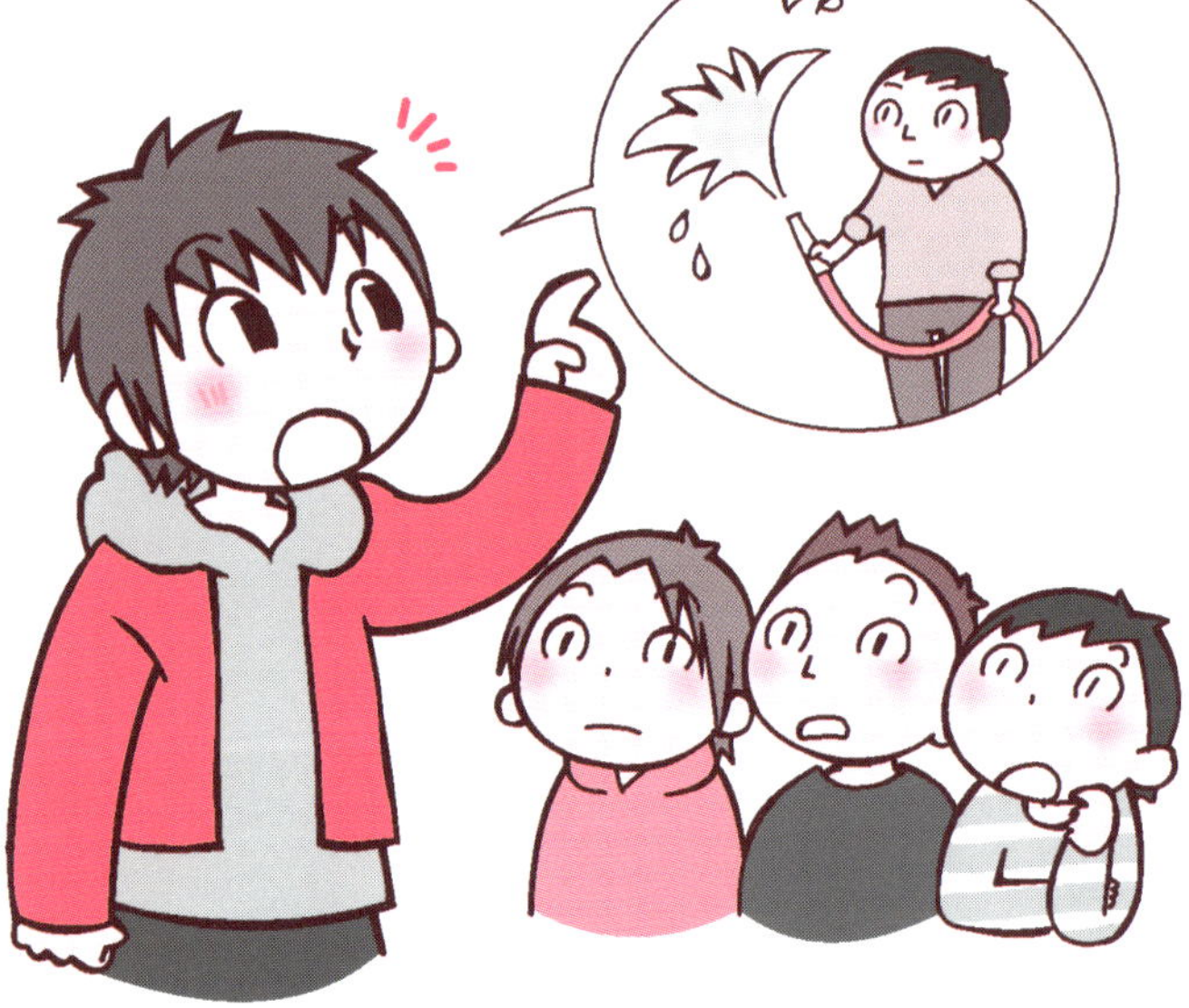

目標

会話のズレを広げない

いっしょに活動できる友達がいても、会話がすれ違っていては、なかなか親しくなれません。会話のズレがあるのは仕方ありませんが、それが広がらないように気をつけましょう。

会話のズレがある

会話がズレやすい。ASDでは「話題が合わない」「正直に言いすぎる」、ADHDでは「声が大きすぎる」「発言のタイミングのズレ」「暴言で相手を傷つける」といったことがある

放置すると広がっていく

最初のうちは話を聞いてもらえるが、トラブルを何度もくり返すうちに人が離れていく。本人はさびしい思いをしている

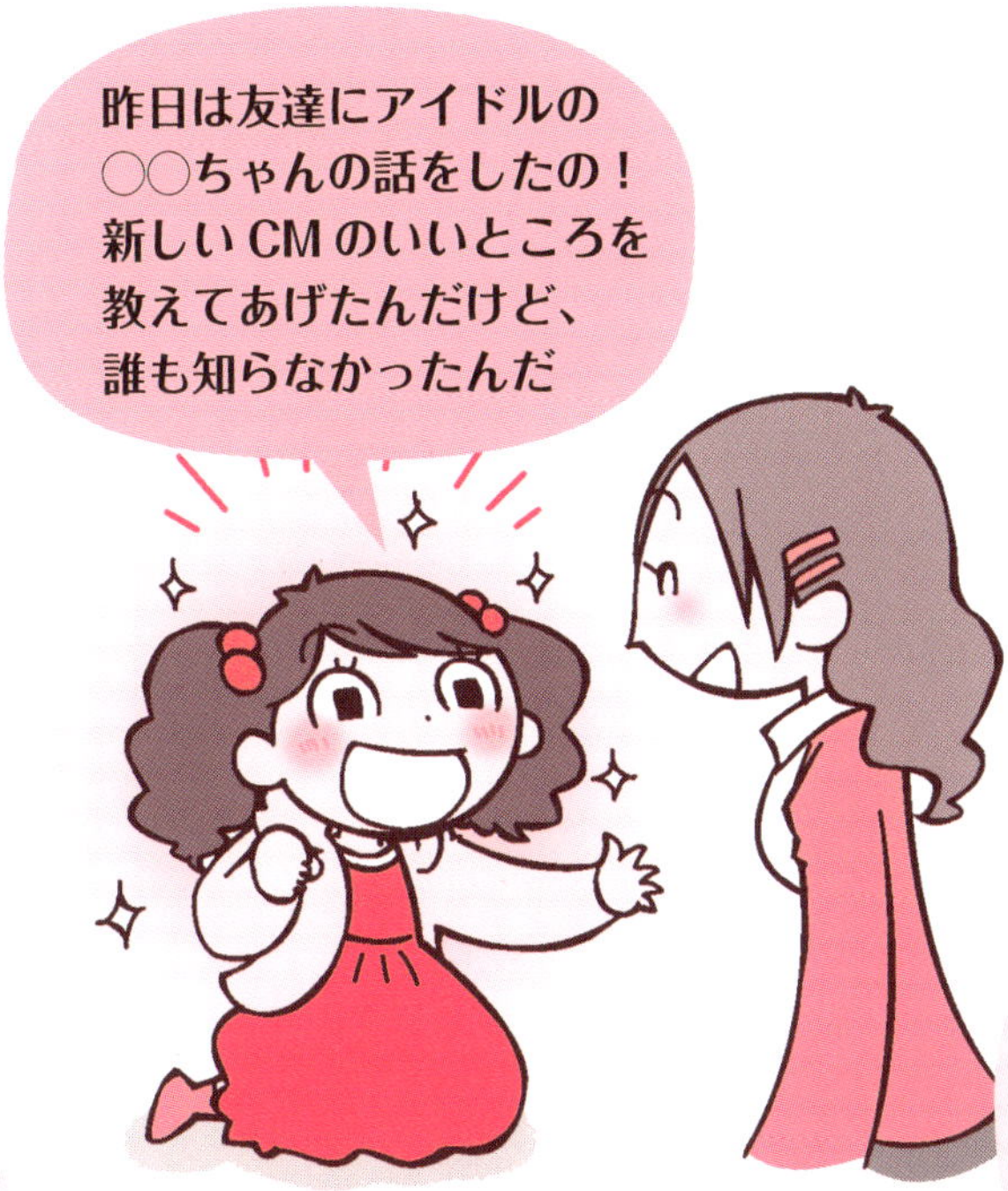
昨日は友達にアイドルの
○○ちゃんの話をしたの！
新しいCMのいいところを
教えてあげたんだけど、
誰も知らなかったんだ

よく聞いてみると、話を楽しんでいるのは本人だけで、会話にはなっていないことがわかってきたりする

やり方

話題選びを練習する

会話のズレの原因として考えられることのひとつが、話題のズレです。発達障害の子は自分が興味をもっていることばかり語って、会話が成立しないことがあります。雑談に適した話題の選び方を、親子で練習しましょう。

子どもの話し方をチェック

親子で雑談したり、親が子どもに友達とどんな話をしたか聞いたりする。「誰に話したの？」「どんな返事だった？」などと質問すると、会話の様子がわかる

話題選びを親子でトレーニング

話がすれ違っているようなら、親子で話題選びを練習する。会話に適した話題とそうではない話題を、子どもに具体的に教える。話し相手によって「苦手な話題」などが変わることも、説明しておく

トレーニングのコツ

- **話題選び**……共通の趣味や相手が好きなことを選ぶ。相手の苦手なこと、病気、失敗などはさける。親子で練習する
- **話し方の見直し**……共通の話題でも話がズレる場合には、話の流れや言葉を意識する練習を
  48～49ページ参照
- **話の長さの調整**……話題は適切でも話しすぎてしまう場合には、会話の途中で相手の様子を確認する練習
  76ページ参照

次のページへ続く

トレーニング ②

友達とのおしゃべり

やり方

話の流れを意識する

46ページの事例のように、サッカーという話題は共通していても、ほかの子と発達障害の子で目のつけどころが違い、話の流れを断ち切っているケースもあります。会話の流れを意識させる練習をしましょう。

話の流れを確認する

家族で会話をしているとき、発達障害の子に「いまなにを話しているか、わかる？」と聞いてみる。話の流れをつかめていなければ、その場で説明する

会話への参加をうながす

ASDの子は相手の話や気持ちを理解するのが苦手。ADHDの子は話から注意がそれやすい。そのような点に配慮しながら、話の流れを説明し、会話への参加をうながす

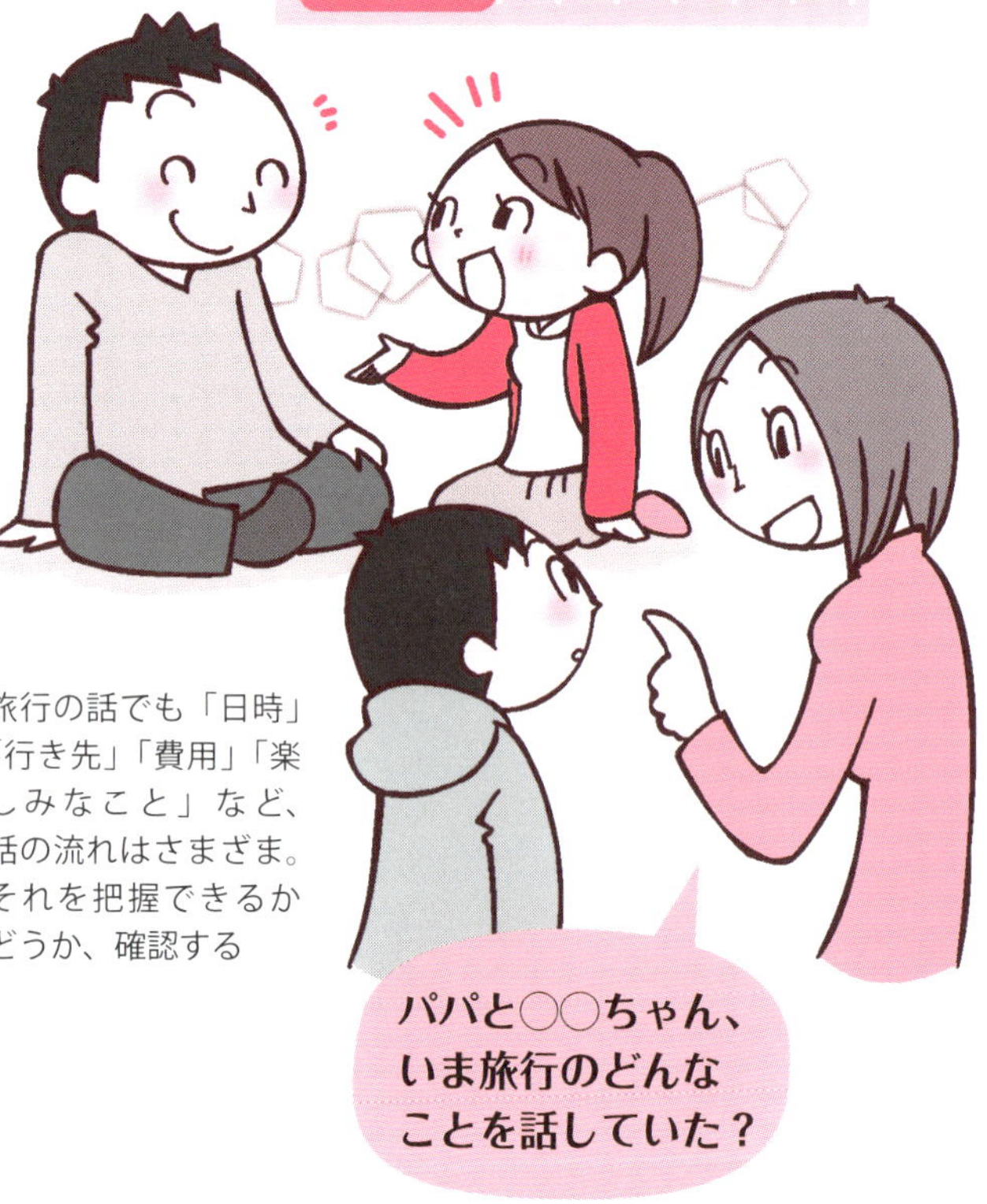
パパと○○ちゃん、いま旅行のどんなことを話していた？

旅行の話でも「日時」「行き先」「費用」「楽しみなこと」など、話の流れはさまざま。それを把握できるかどうか、確認する

ディスカッションはそもそも難しい

話の流れにそって意見を話したり、人の話を聞いたりできたら、それはもう立派なディスカッション（討論）です。そんなにうまくできなくても心配いりません。

ディスカッションが十分にできるのは、小学5～6年生でもクラス全体の半数以下。うまくなるのは中学以降です。友達とのおしゃべりには、それぐらいの見通しをもってとりくんでいきましょう。

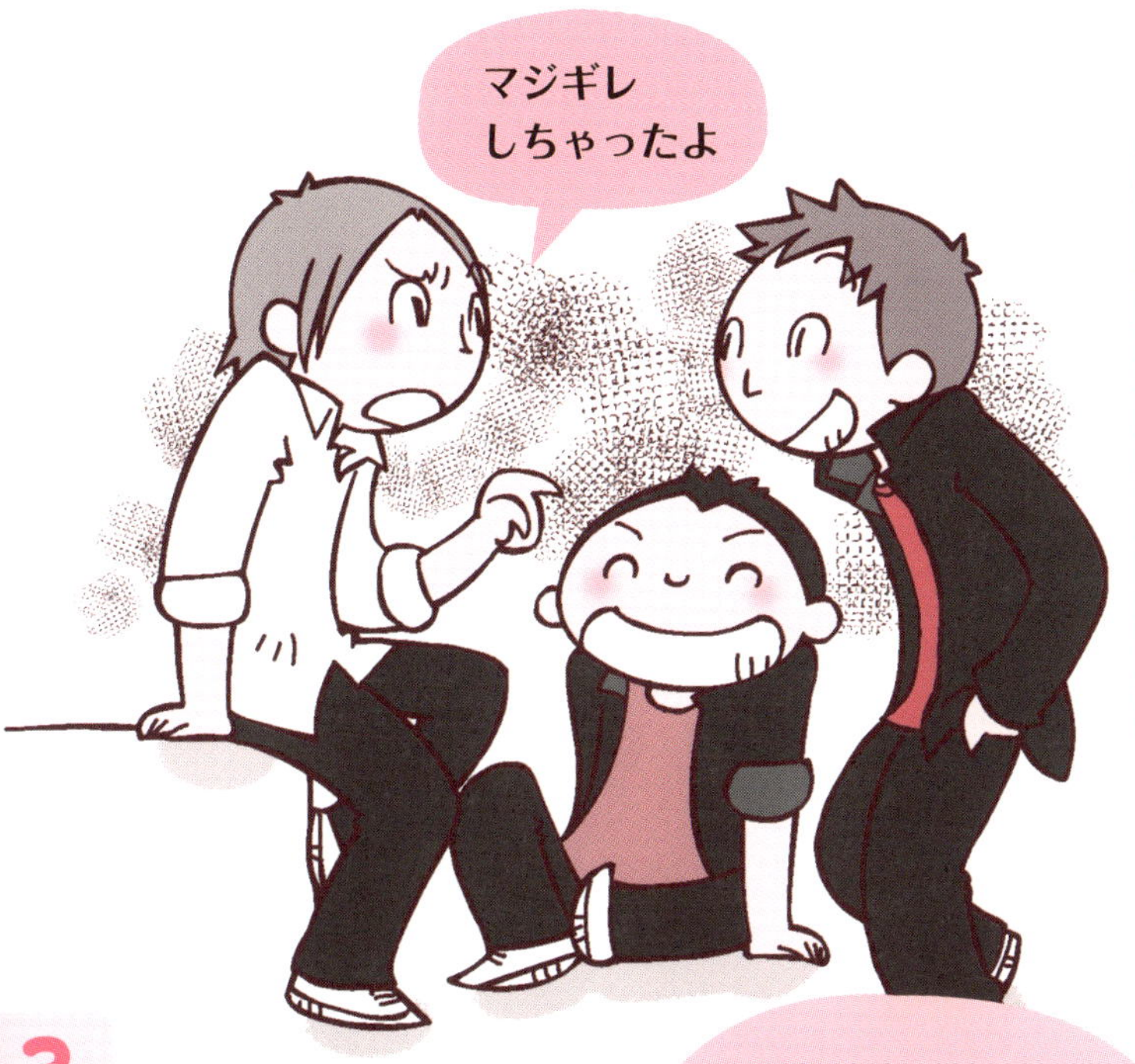

友達どうしで共感しやすい若者言葉を教えておけば、ほかの子の話を理解しやすくなる

やり方

使える言葉を教える

年齢相応の言葉や、その場に適した言葉を選ぶのが苦手な子もいます。言い回しが不自然なときには、周囲の友達が使っている言い方を教えましょう。ただセリフとして覚えさせるだけでなく、実際に使う経験もさせられれば理想的です。

若者言葉を使えるように

インターネットも活用して、親子で学ぶ。ASD の子は年長者にも使ってしまうことがあるので、使う相手も具体的に示す

あいさつを教えていく

「おはよう」といったあいさつや「なんの話？」などの最初の一言を教える。話に入りやすくなる。家族での会話で練習する

便利な言葉を活用する

「○○くんはどう思う？」などの相手に関心を向ける言葉や、「おいしかった」「(テストが) 難しかった」といった基本的な受け答えを教える

若者言葉の例

- **マジギレ**（本当にキレる）
- **とりま**（とりあえず、まあの略）
- **りょ**（了解の略）
- **それな、あーね**（共感を示す言葉）
- **あざーす**（ありがとうございますの略）

トレーニング 3

友達に質問する

不安なときは「わからない」と言ってみる

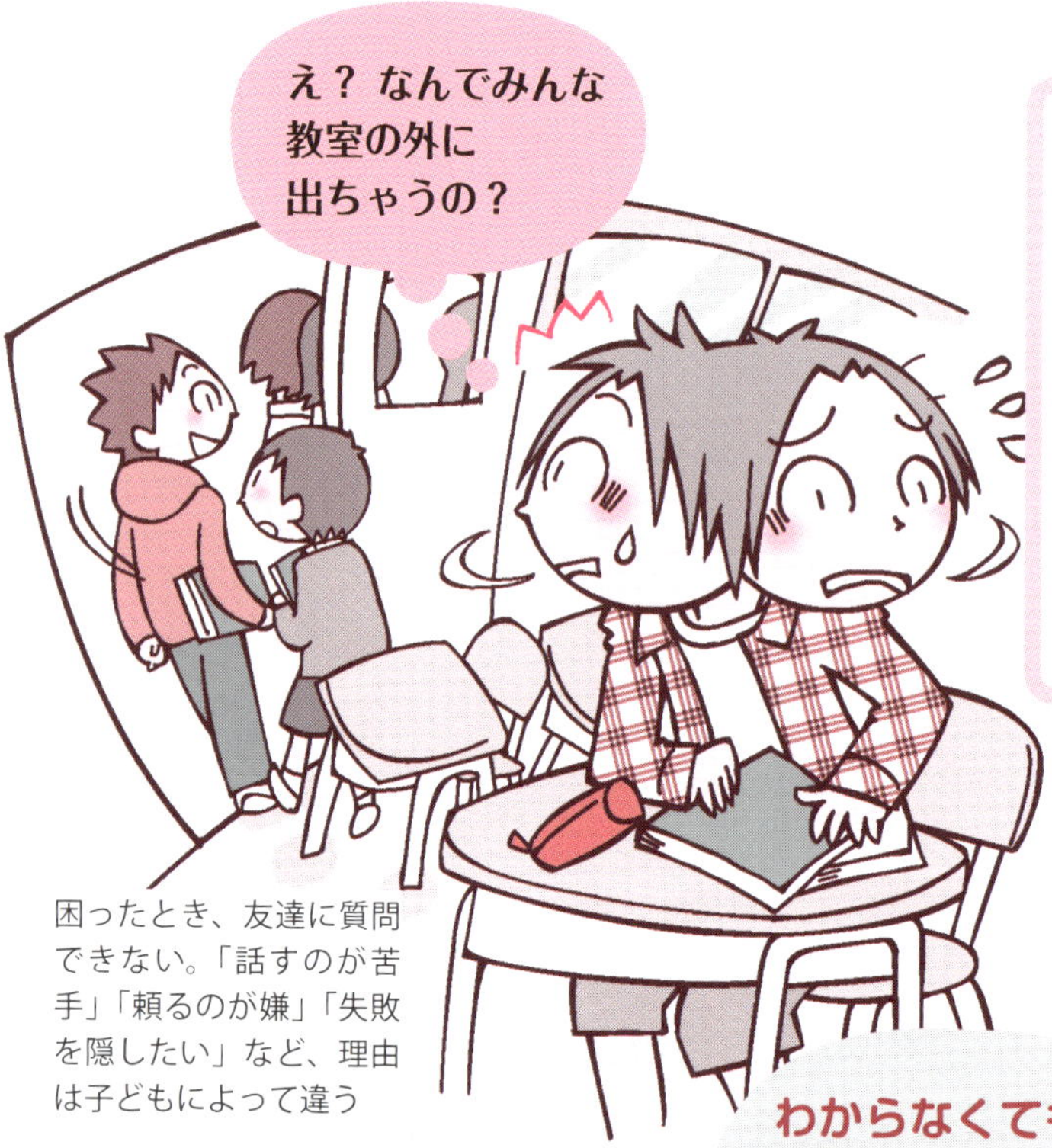

困ったとき、友達に質問できない。「話すのが苦手」「頼るのが嫌」「失敗を隠したい」など、理由は子どもによって違う

目標

わからないままで放っておかない

発達障害の子は学校などでの集団行動で、適切なふるまいがわからず、不安を感じたり衝動的になったりすることがあります。わからないことを放置せず、友達に聞ければ、問題を解消でき、関係も深まります。

わからないことが多い

先生の指示を把握できないことがよくある。まわりをみても状況がわからず、ASD の子はとり残されやすい

わからなくても自分でやろうとする

小学校高学年くらいになると、不安でも手伝いを求めず、自分でやろうとすることが増える

うまくいかず自信を失う

状況がわかっていないので、自己中心的な行動や衝動的な行動になりやすい。それで友達とうまくいかず、自信がなくなる

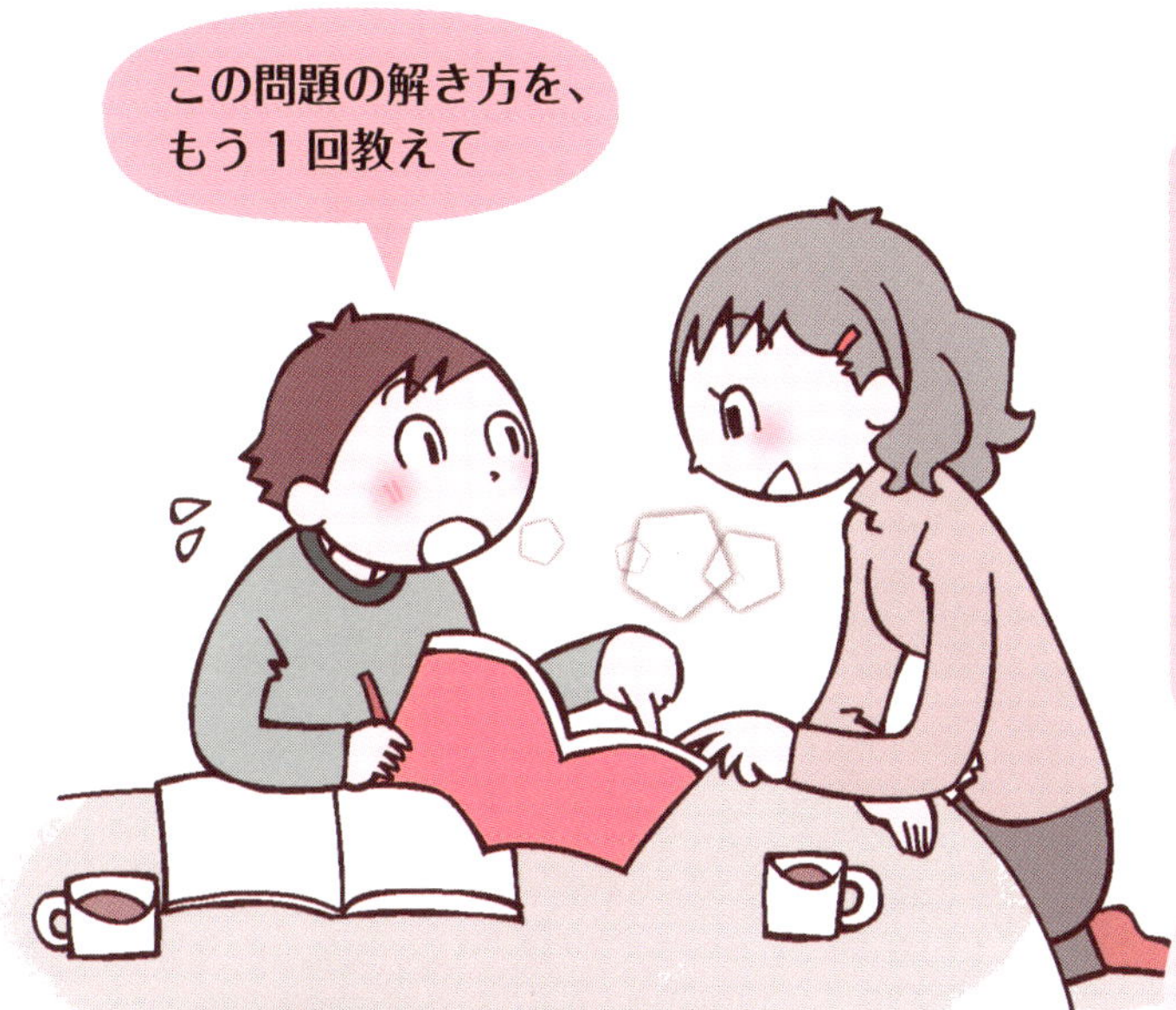

たとえば宿題を手伝うときにも、親は子どもに質問されてから教えるようにする。子どもが低姿勢で聞けているかどうか、確認する

やり方

家族で「わからない」と言う練習

わからないときは友達に質問すればよいということを、家族で確認しましょう。子どもがそのように考え、実践できるように、よく話し合い、練習もします。

まずは話しかけることから

質問のきっかけがつかめない子もいる。まずはそこから練習。子どもは親が家事をしているときに話しかけたり、レストランやスーパーの店員さんにわからないことを聞いたりしてみる

○ 質問は低姿勢で感じよく

質問するときの言葉や姿勢を、親が具体的に教える。教えてもらうのだから低姿勢がよい。「なにしているの？」「どういう意味？」「もう１回教えて」といった質問を、生活のなかで子どもに実践させる。親も笑顔で応じる

最後はお礼で終わる

教えてもらったあとには必ず「ありがとう」と笑顔で言えるように練習する。できたらほめる

- **ASDへの対応**……勉強ができて賢いタイプには、質問するのは恥だと考えている子もいる。たすけ合うことが大切だと親子で再確認する
- **ADHDへの対応**……わからないときにイライラして、友達のたすけに「わかってる！」などと反発することがある。気持ちをおさえてお礼を言う練習にも力を入れたい

トレーニング 4

友達にたすけを求める

片付けが苦手なら手伝ってもらう

目標

子どもに無理をさせない

困っても質問できないことと同様に、できないことを無理にやろうとするのも、悩みの種です。結局、中途半端に終わって大きな問題が起きてしまい、友達との仲がこじれたりします。できないことにはたすけを求める必要があります。

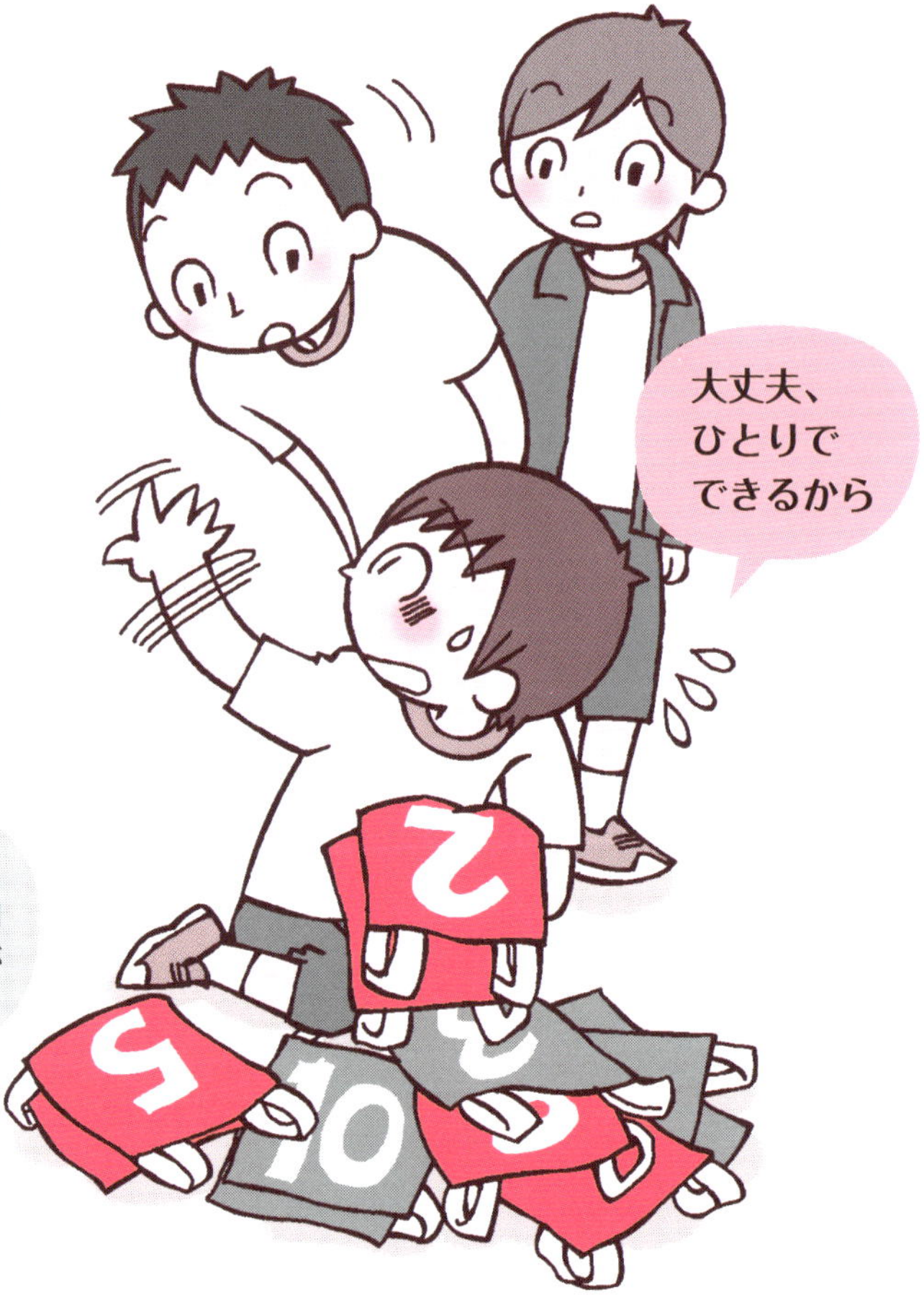

部活の道具をひとりで片付けようとして、ほかの子のゼッケンをなくしたりする。ASDの子では、友達が手伝おうとしている態度に気づかない場合もある

「大丈夫」と言ってしまう

苦手なことなのに「努力すればできる」と思っていたり、苦手だという自覚がなかったりして、たすけを求めない

↓

友達を巻きこむ問題に

結局うまくいかず、ほかの子の足をひっぱることもある。無責任な子、面倒な子だと思われてしまう

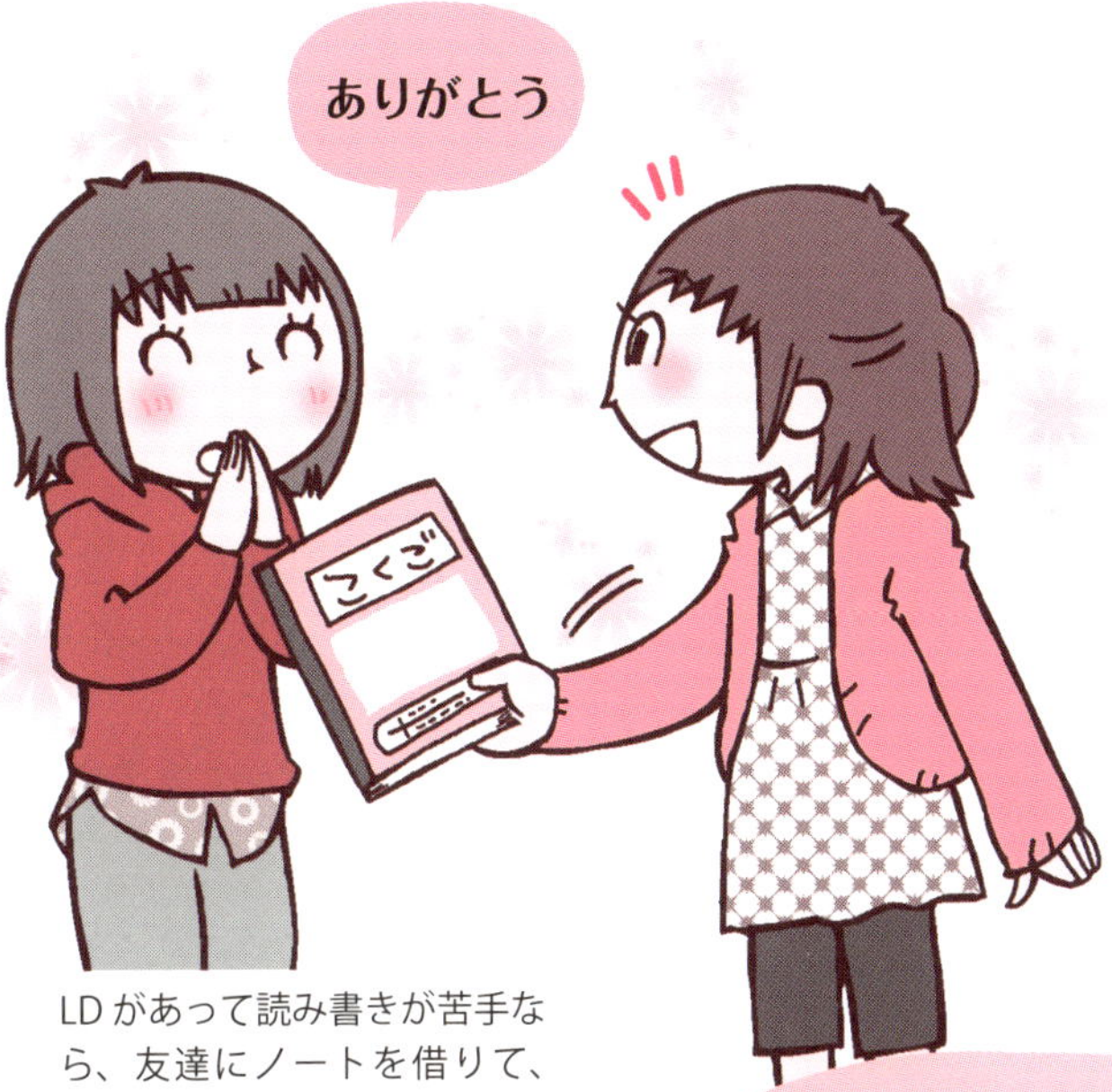

LDがあって読み書きが苦手なら、友達にノートを借りて、書きもらしをチェックするのもよい。代わりにほかのことで友達のたすけになる

やり方

子どもに勇気を与えてあげる

親がしっかり者だと、子どももいつも一生懸命で、無理をする傾向があります。親のように立派になりたいと思っているのでしょう。そういう子には、「大丈夫」と言わなくてもよいことを伝え、「手伝って」と言う勇気をもたせてあげてください。

苦手なことを親子で確認する

発達障害の子の苦手なことを確認するとともに、親にもほかの子にも苦手なことがあり、人に支えられているのだと説明する

本人が感謝や謝罪を伝える

手伝ってもらったら、本人が自分で友達に感謝や謝罪を伝える。また、苦手でも少しはやろうとして、努力する姿をみせる

たすけてもらえる環境づくり

苦手なことを友達に理解してもらう。無責任だと誤解されたり、バカにされたりすることが減る

家庭でもたすけを求める

苦手なことはできそうなところまで手伝ってあげることも必要。本人は、家族にたすけを求める練習をする

トレーニング 5

友達と認め合う

得意なことで友達と共同作業をする

目標

認め合える関係に

　教えてもらったり、手伝ってもらったりするだけでは、友達と対等に付き合っていけません。得意なことで、友達のたすけとなりましょう。お互いの長所を認め合える関係になれば、友達との距離はぐっと近づきます。

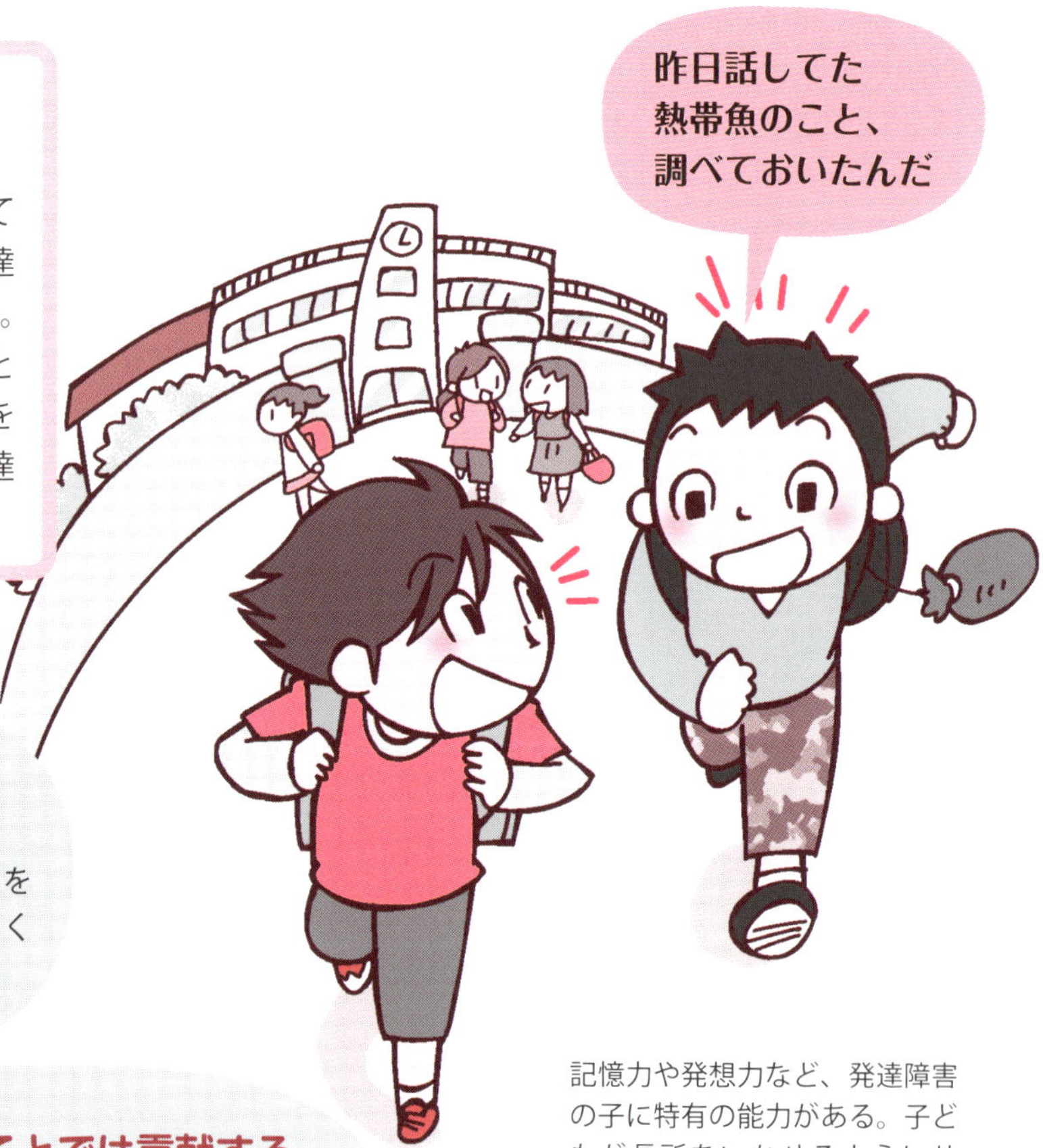
昨日話してた
熱帯魚のこと、
調べておいたんだ

苦手なことは手伝ってもらう

わからないこと、できないことを放置せず、友達と協力してとりくむ。それも友達づくりの一環に

得意なことでは貢献する

発達障害の子には極端に得意なこともある。それをいかして、友達に教えたり、友達を手伝ったりする

記憶力や発想力など、発達障害の子に特有の能力がある。子どもが長所をいかせるようにサポートしていきたい

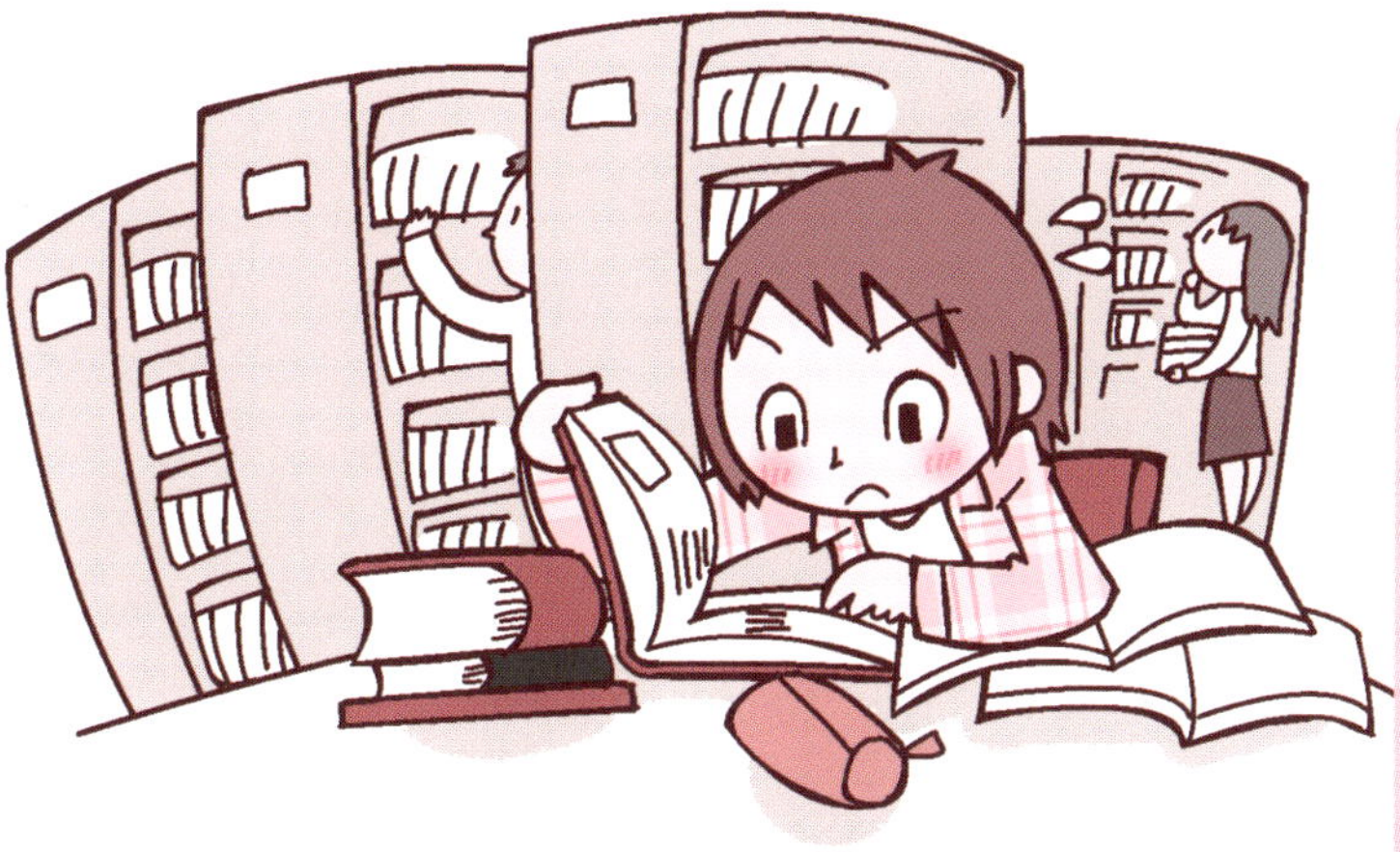

本を読んで知識をたくわえるのが得意なら、その能力をいかす。調べ学習で友達とグループを組み、下調べを担当する

やり方

得意なことを伸ばしていく

得意分野は子どもによって異なり、作業が正確な子もいれば、作業スピードが速い子もいます。子どもの特徴を親が理解し、どう活用していけるか、助言してください。実際に貢献できるかどうか、家庭で練習するのもよいでしょう。

○ 得意なことを家族で確認

家族の実感や専門家の助言を参考にして、子どもの得意なことを確認する。その力を伸ばせるように、家族がサポートする

- **ASDへの対応**……記憶力、ルールの徹底、作業の正確性、数学的法則の理解などが秀でている。規則的な活動が得意。クイズ大会や美術、カルタ、トランプなどで活躍する子が多い
- **ADHDへの対応**……発想力、行動力、作業の速さ、感受性などが秀でている。活発に行動できるのが強み。演劇やスポーツが得意な子、グループのリーダー役などで活躍する子が多い

長所をいかして友達を手伝う

得意なことが友達との共同作業のなかでどういかせるか、親子で考える。学校行事の前に、家事で力試しをするのもよい

ポイント解説

友達だからこそ、甘えすぎてはいけない

甘えると友達ではなくなってしまう

「友達づくり」トレーニングにとりくみ、いっしょに活動しやすい仲間をみつけても、そこで子どもが友達に甘えすぎると、せっかくの関係が壊れてしまうことがあります。

発達障害の子ども本人が、いっしょに活動しやすい相手をみつけ、会話をしたり遊んだりして、友達になる

↓

子どもはその友達には協力を頼みやすいので、リラックスして付き合える。そして多少の問題は大目にみてもらえる

↓

友達が自分のことを理解してくれるので、つい頼ってしまう。手伝ってもらい、許してもらうのが当たり前になっていく

↓

友達に負担をかけてしまう。相手は我慢ができなくなり、離れていく。いじめようとしてくる子もいる

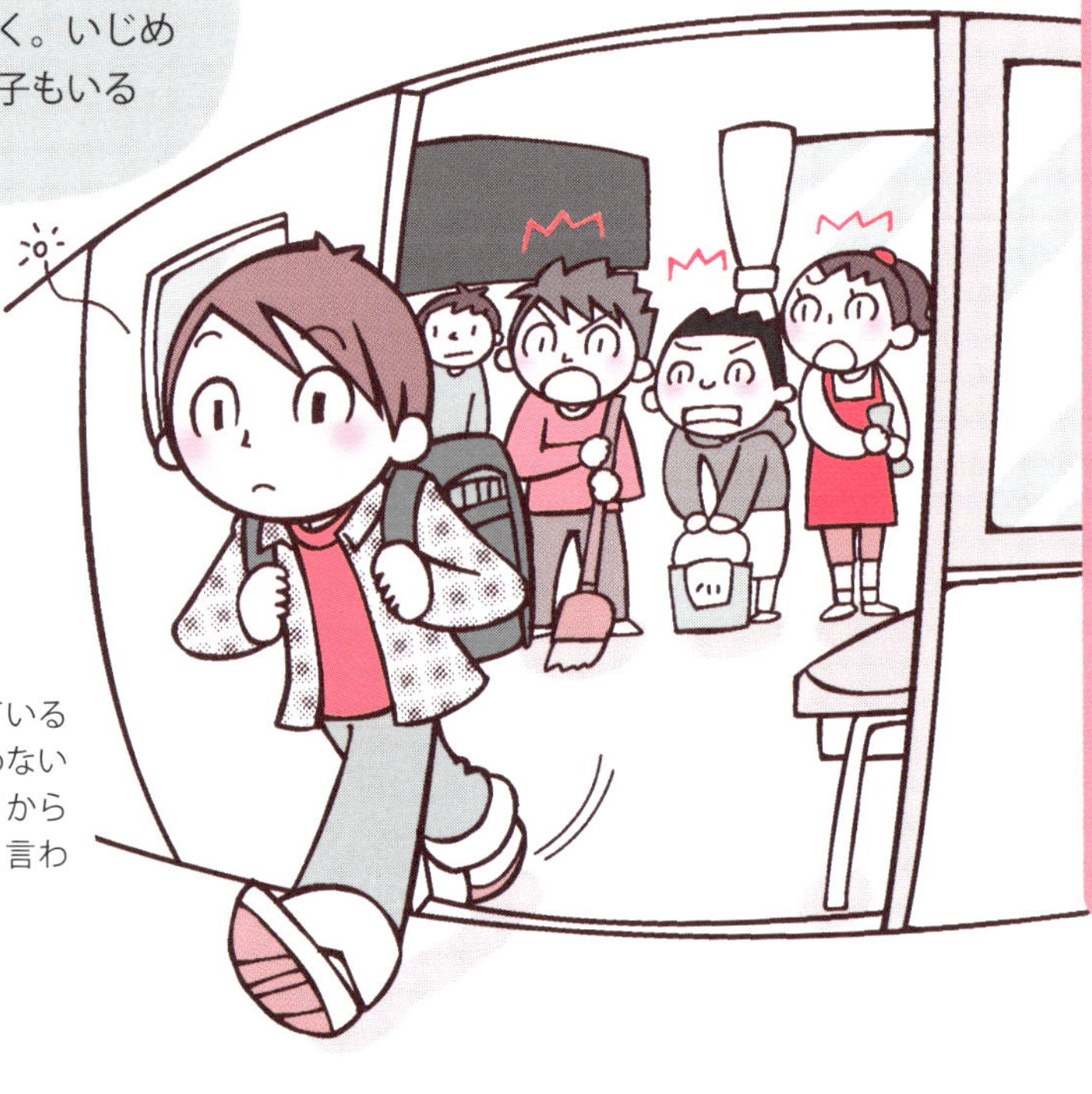

いつも手伝ってもらっているのに、自分からは手伝わないという態度では、まわりから「なんだあいつ」などと言われ、嫌われてしまう

親もサポートして、友達関係を維持する

子どもが友達を頼りすぎて失敗しないように、親がサポートしましょう。友達に手伝ってもらったらお礼を言うこと、自分でも友達を手伝うことを、子どもに教えてください。

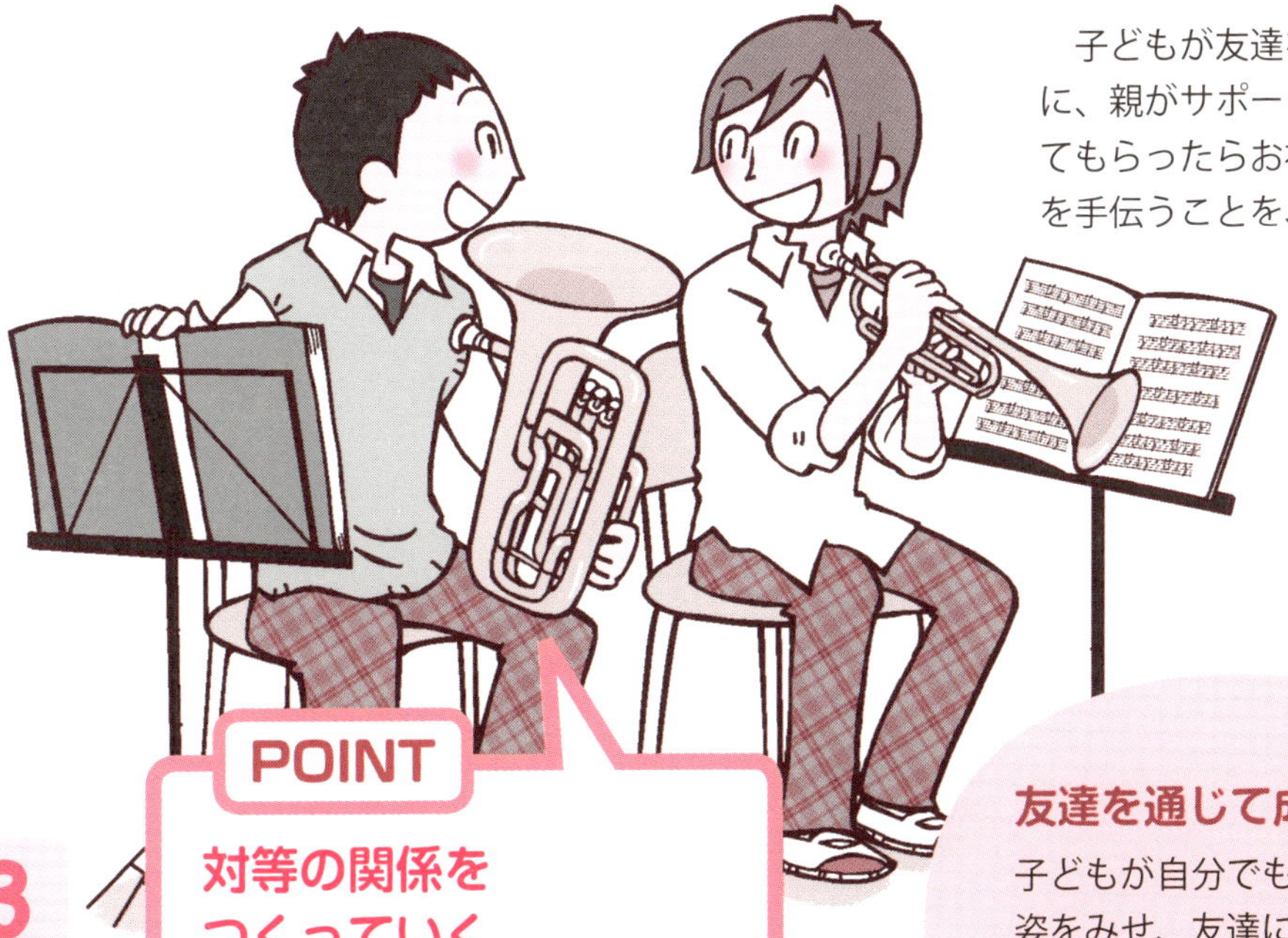

わからないことを教えてもらったら、笑顔で「ありがとう」と言う。そういった一言を忘れがちな子もいるので、親が日頃から教えておく

POINT

対等の関係をつくっていく

一方的な関係ではなく、会話がある程度楽しめて、お互いにたすけ合える関係であれば、友達付き合いは続きます。子どもがそのような対等の関係を意識できるように、説明していきましょう。

友達を通じて成長できる

子どもが自分でも努力している姿をみせ、友達に感謝しながら生活していれば、付き合いは壊れにくい。そして交流から多くを学び、成長していける

手伝ってもらえるのは小学生のうち

発達障害の子は、話しやすい友達ができて、困ったときに相談できるようになると、その子を頼りにしがちです。なかには、やさしく教えてくれる子を質問攻めにしてしまうケースもあります。

ほかの子に相談できるのはよいことですが、教わったり手伝ってもらったりすることがしやすいのは、せいぜい小学校中学年まで。その頃までに本人も努力し、友達からさまざまな場面でのふるまい方などを学んでおかないと、それ以降は友達のたすけが減っていきます。

子どもが友達に甘えている様子がみられたら、その姿勢を変えるために、友達に貢献する方法などを親が教えていきましょう。

トレーニング 6

遊びのルールを理解する

思い通りにいかなくてもルールを守る

目標

遊びを楽しめるように

　発達障害の子には、友達と仲良く遊べないという悩みもよくみられます。ルールなどをめぐって友達と衝突してしまい、いっしょに楽しめないのです。遊びに対する理解や価値観を確認しておきましょう。

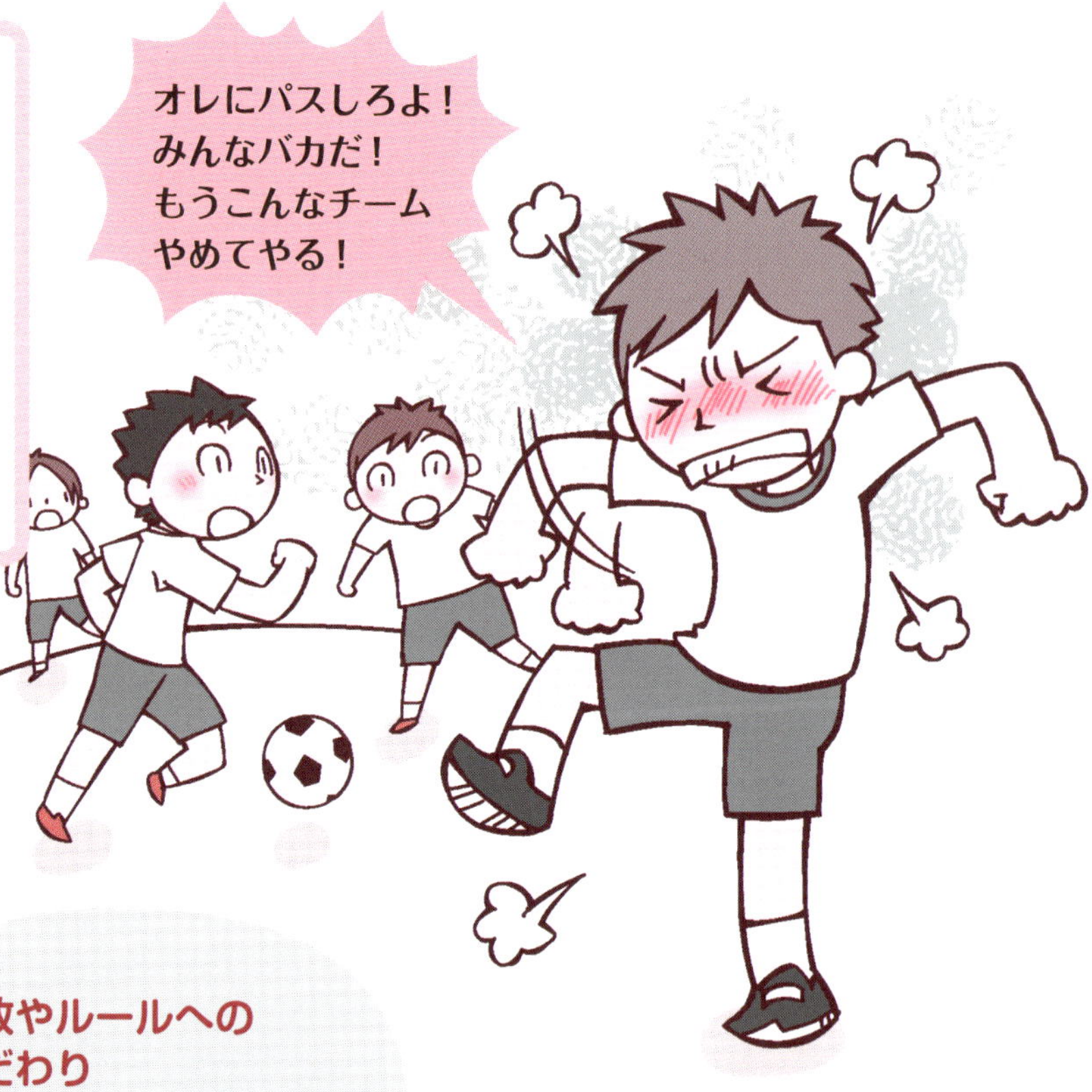

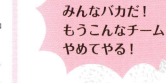

オレにパスしろよ！
みんなバカだ！
もうこんなチーム
やめてやる！

感情表現のかたより

ちょっとしたことで叫び出すなど、極端な感情表現をする子もいる。集団のなかで浮いてしまう

勝敗やルールへのこだわり

みんなで楽しむことよりも、勝敗やルールにこだわる子もいる。とくにASDの子に多い。反対に、ルールに無頓着な子もいる

「思い通りにいかないと暴言を吐く」「遊びに無理やり入っていってトラブルになる」といった様子がみられることがある

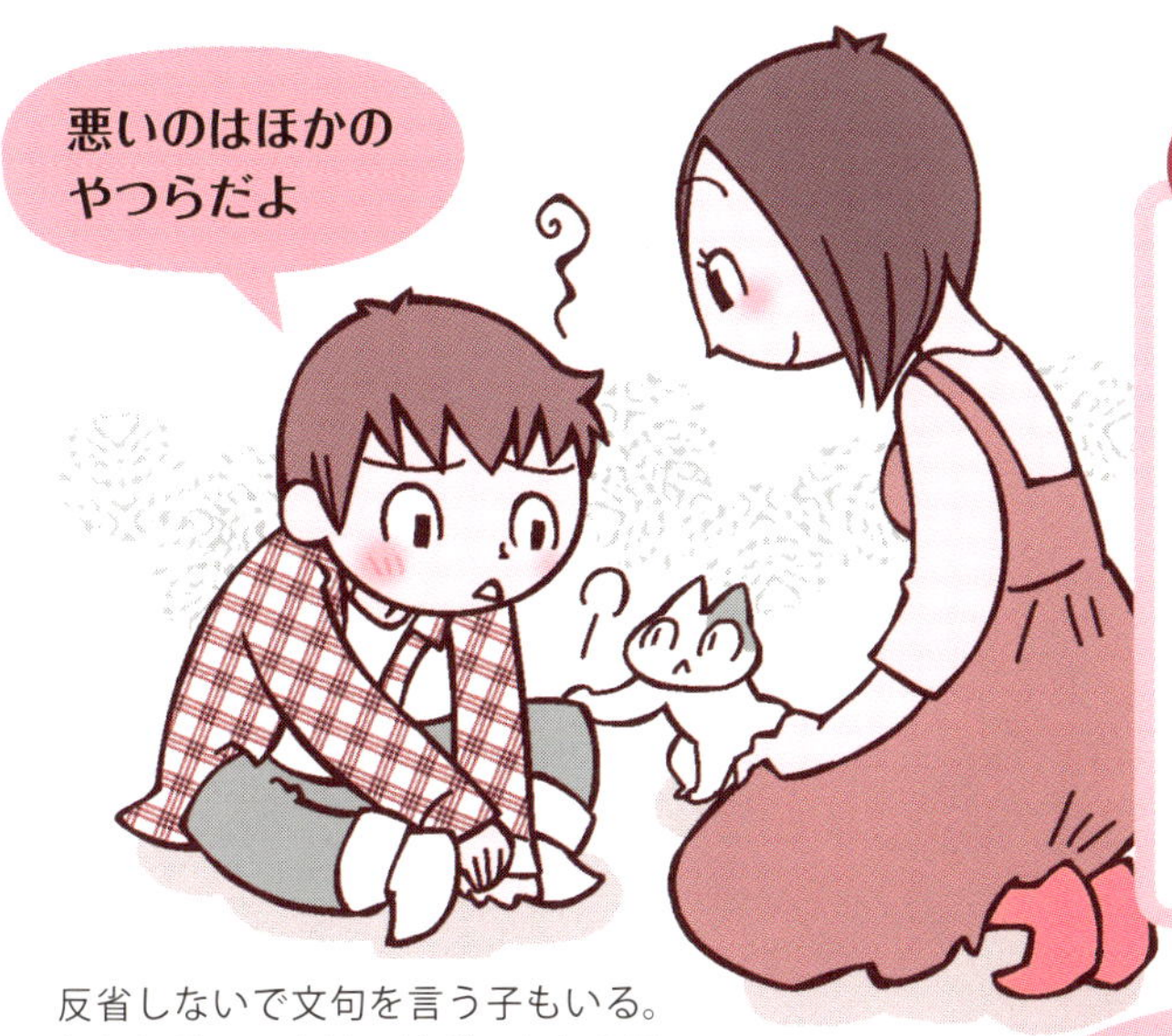

反省しないで文句を言う子もいる。しかしそこで叱りつけず、本人の言い分を聞くことが大切。ズレている部分がわかり、説明しやすくなる

やり方

親子でルールや遊び方を確認

遊びにも一定のルールがあります。それを守ることで、みんなと楽しく遊べます。親子でルールや遊び方を確認しましょう。子どもがわかっているようでも、念のため親子でいっしょにやってみるのがポイントです。

子どもに楽しみ方や考え方を聞いてみる

トラブルの背景には、本人なりの目標設定や楽しみ方がある。友達と遊ぶときの考え方を子どもに聞き、理解できていないルールを確認する

具体的に体で覚える

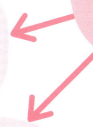

順番を守る、相手にケガをさせないといったルールを親が説明する。親子で実際に体を動かし、適切な動作を身につける

対処法を教える

ルールを破るのではなく、負けたら次回の作戦を考える、くやしくても通常の声で話すといった対処法を練習する。親子で得意な遊びをみつけるのもよい

日頃ほめることもじつは重要

イライラしやすい子は、日頃怒られたり仲間はずれにされたりして、自分のやり方を認めてもらっていない場合が多く、その鬱憤がたまって、いらだっています。

子どもが人に合わせようとして努力しているときには、たとえそれが上手でなくても、ほめるようにしましょう。そのやりとりを通じて自信が育ち、友達ともいっしょにいやすくなります。

※子どもの言い分を聞き、イライラを解消するためのコツを、既刊『発達障害の子の「イライラ」コントロール術』ではよりくわしく解説しています。

トレーニング 7

学校のルールを理解する

部活などのしきたりを親と整理する

テニス部では球拾いが「新人の役割」だということを、なかなか理解できない。サボっているように思われてしまう

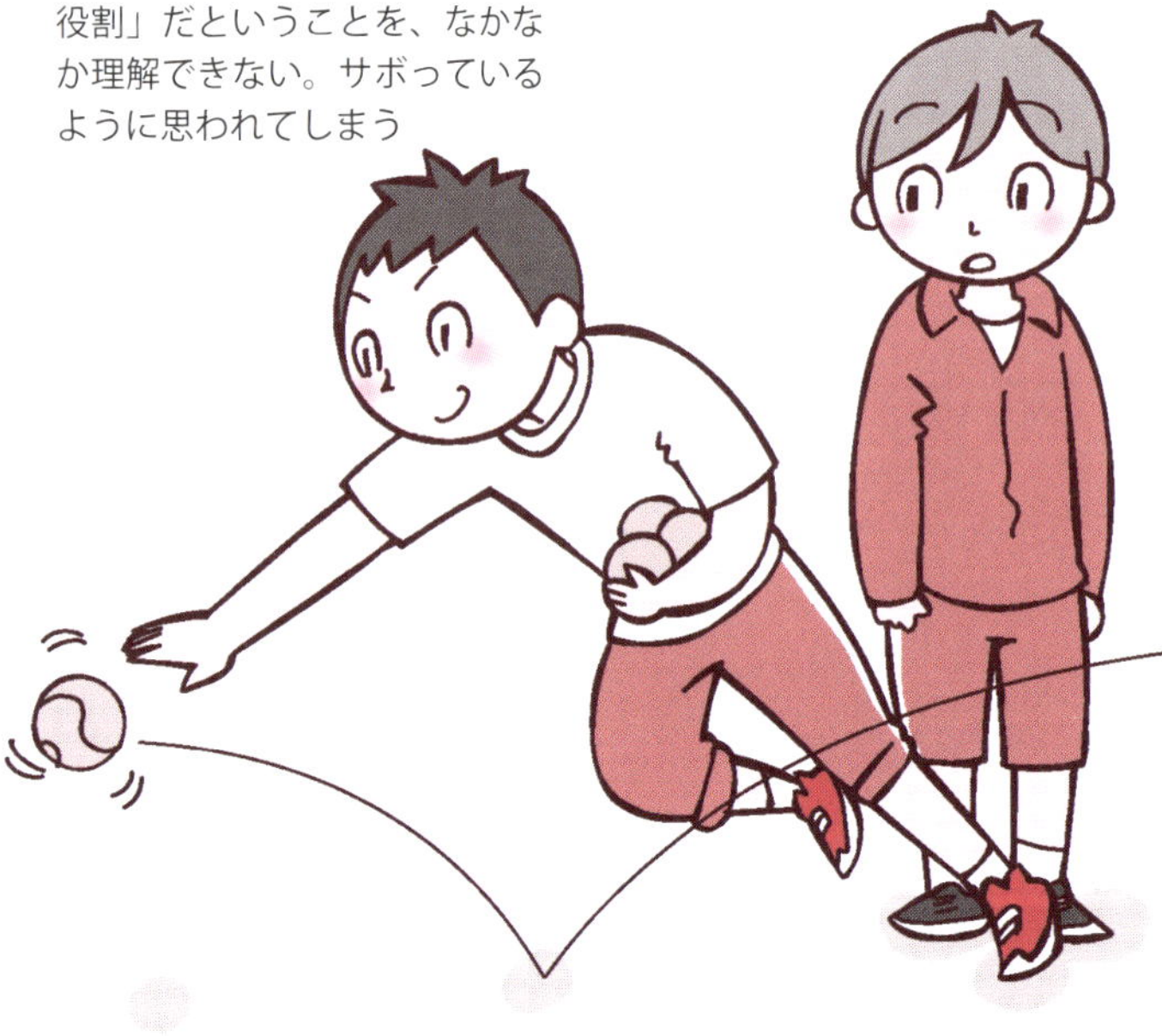

目標

誤解されることを減らす

　サボっている自覚がなくても、部活や当番の役割を果たせず、結果として自分勝手な子だと誤解されることがあります。学校生活での暗黙のルールを確認し、誤解を減らしましょう。

小学校まではフォローしてもらえる

小学校中学年くらいまでは、理解不足で役割を果たせずにいると、先生やまわりの子が教えてくれることが多い

中学校からはフォローがぐんと減る

小学校高学年から中学生くらいになると、ほとんどの子が役割分担を理解して自分から行動するため、それができない子は目立つ。また、できて当たり前という感覚でみられるようになり、未発達な部分へのフォローも受けにくくなる

家庭で「使ったものは自分で片付ける」という習慣や価値観を身につけておけば、学校でも同様の作業をこなせる

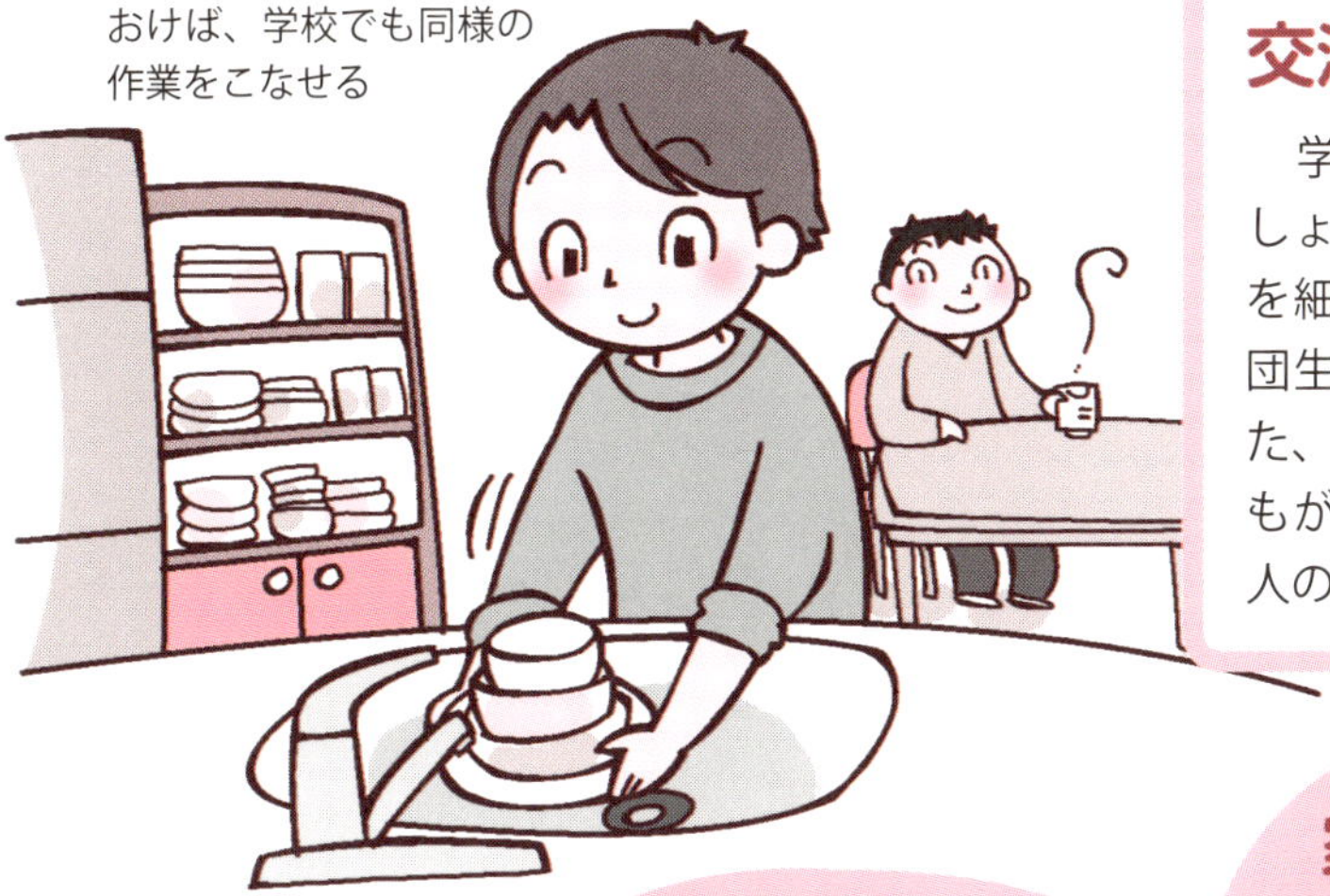

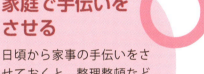

やり方

交流の方法も意味も教える

学校生活のルールを具体的に教えましょう。とはいえ、親が学校のしきたりを細部まで把握するのは難しいので、集団生活一般のルールとして伝えます。また、親にとっては当たり前のことで子どもがつまずいている場合もあるので、本人の話を聞くことも大切です。

学校生活のルールを教える

「順番を守る」「指定された役割を果たす」といった集団生活の基本的なルールを教える。子どもが間違いやすいことを重点的に説明する

家庭で手伝いをさせる

日頃から家事の手伝いをさせておくと、整理整頓などのスキルが伸びる。部活での片付けや給食当番、掃除当番で戸惑うことが減る

学校生活のルールを確認する

子どもに部活や当番の仕事を聞いてみる。本人の言葉で説明させ、誤解しているポイントを確認。正しい知識を伝える

- **ASD への対応**……暗黙のルールがわからない。給食当番の回数が人より1回多いだけで怒ったりする。誤解をとくための説明が必要に。
- **ADHD への対応**……部活の予定や当番の仕事を忘れることがある。親子でチェック用のカードやボードなどを用意し、目立つように書くとよい。

トレーニング 8

社会のルールを理解する

電車内でのふるまいなどを確認する

目標

非常識な行動にならないように

多くの子は小学校高学年くらいから、外出先で落ち着いたふるまいができるようになっていきます。発達障害の子はそういった社会性の発達が遅く、年齢のわりには幼い行動をとりがちです。非常識にならないよう、ふるまい方を教えていきましょう。

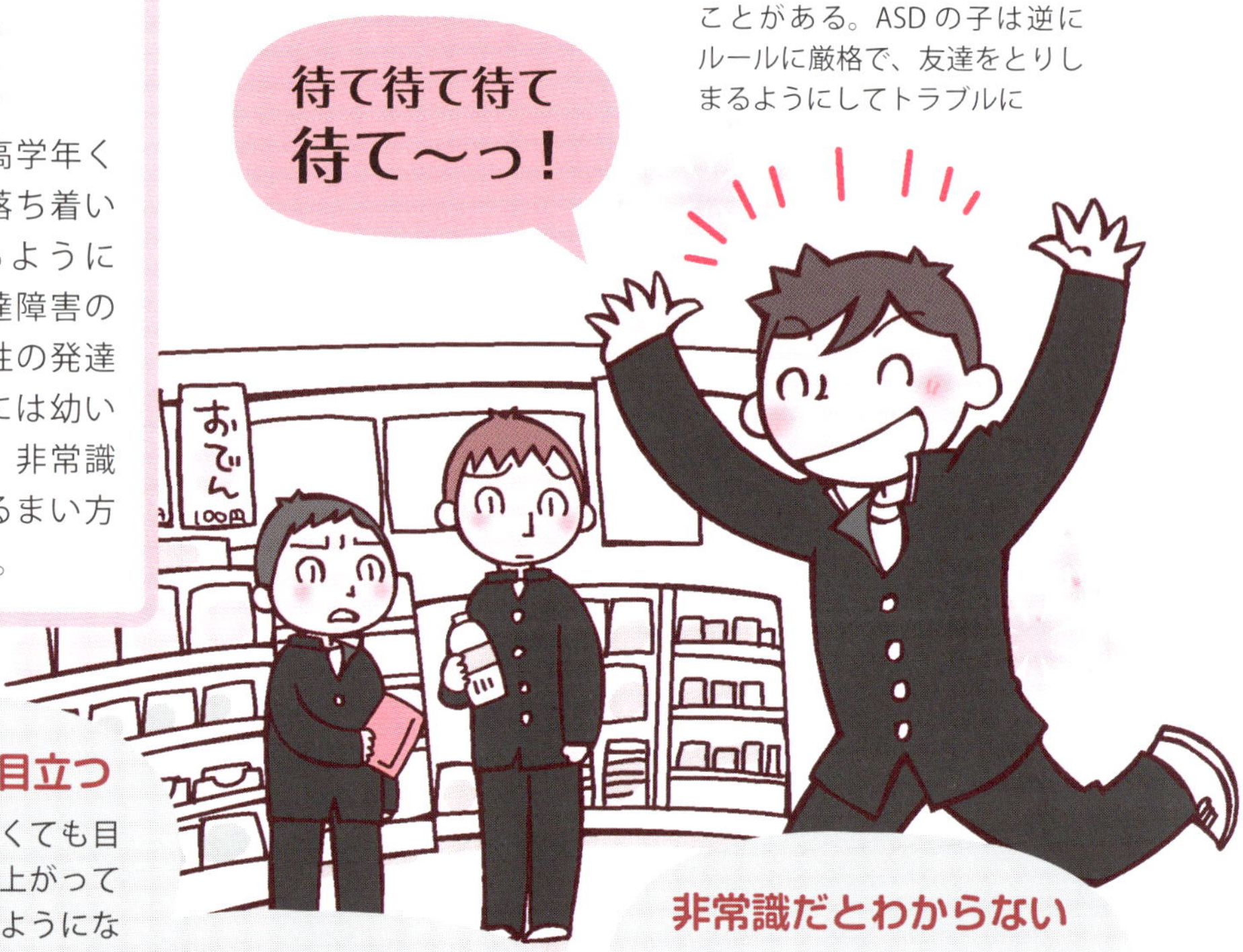

ADHDの子はコンビニで叫ぶなど、ルールを破って嫌がられることがある。ASDの子は逆にルールに厳格で、友達をとりしまるようにしてトラブルに

年齢が上がると目立つ

幼い頃は社会性が弱くても目立たないが、年齢が上がって大人っぽくみられるようになると、非常識な面が目立つ

家庭と学校、社会の違い

家族や仲のよい友達相手なら多少はしゃいでも問題ないが、学校や地域社会では迷惑になることもある

非常識だとわからない

友達はわざわざ注意してくれない。黙って離れていく。本人は叱られないので、非常識なことだと気づけない

やり方

基本を少しずつ教える

ほかの子が自然と身につけていくようなふるまいでも、発達障害の子にはわかりにくい場合があります。一度注意しただけでは、なかなか習得できません。いちいち叱らず、基本を少しずつ教えてください。

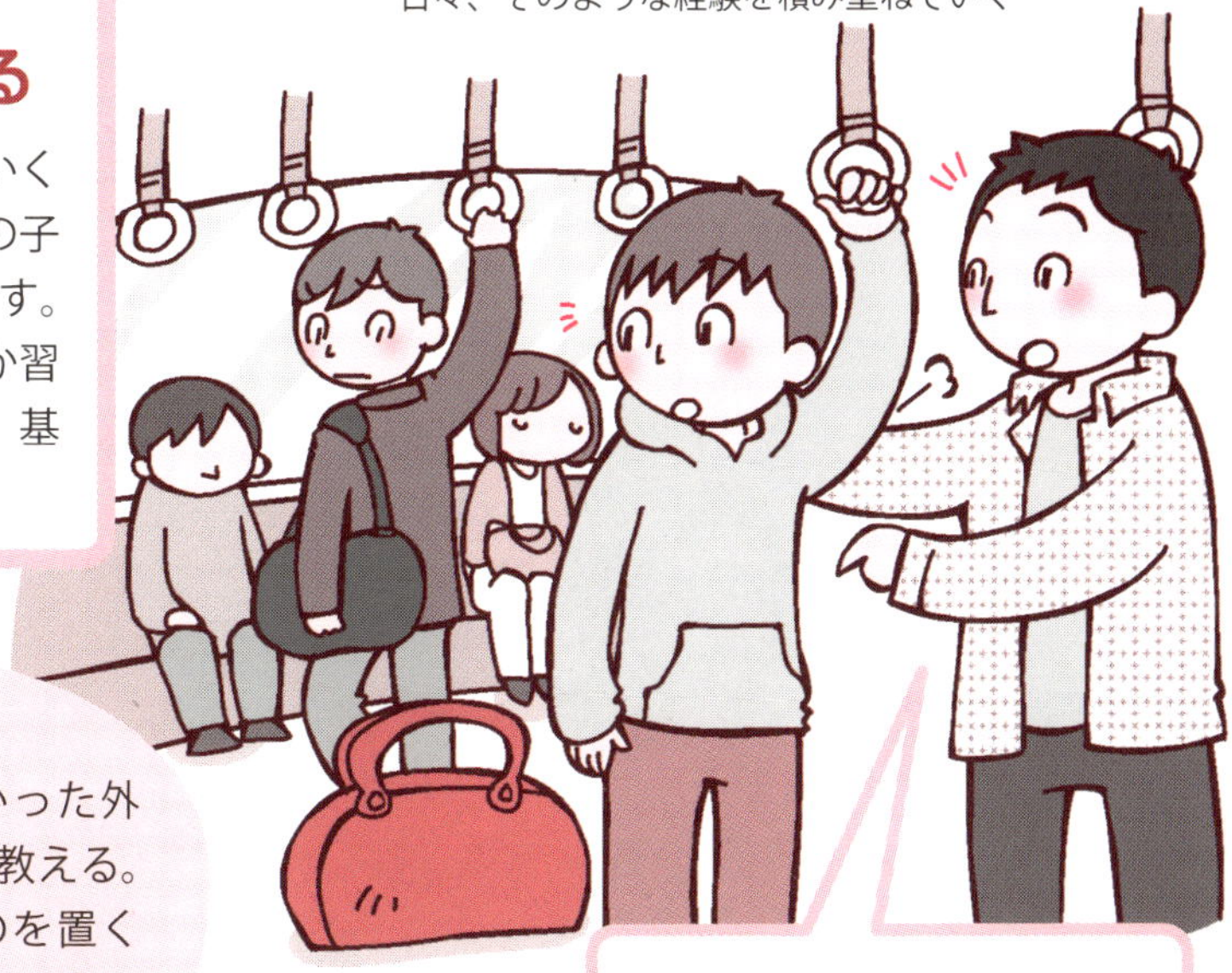

「電車内で人の通り道に荷物を置いてはいけない」ということを、親子で外出しているときに教える。日々、そのような経験を積み重ねていく

社会のルールを教える

コンビニや映画館、電車といった外出先でのふるまいを具体的に教える。声の大きさ、歩く速度、ものを置く場所などを、家族で出かけたときに見本をみせながら示すとよい

↓

ミスしても怒らない

発達障害の子の多くは、人をみて学ぶのが苦手。一度教えたくらいでは、ミスはなくならない。それでも本人は一生懸命とりくんでいる。ミスしても怒ったり叱ったりしない

↓

ルールを再度教える

何度でも丁寧に教える。「混雑時には必要なふるまいが変わる」などと、子どもが理解できていなかったことをやさしく説明するのもよい

教えておきたいルールの例

- **通学路などの道路**
  横に広がらずに並んで歩く、人にぶつかったら謝る
- **コンビニなどのお店**
  冷蔵棚のドアは必ず閉める、成人向けの本は読まない
- **レストランなどの飲食店**
  調味料などを使いすぎない、早食いしない
- **電車やバスなどの交通機関**
  ひとり言を言わない、出入り口や通路をふさがない
- **映画館や博物館などの施設**
  小さな声でしゃべる、携帯電話などの音を消す、走らない

トレーニング 9

SNSのルールを理解する

ネットのハイリスクを親といっしょに学ぶ

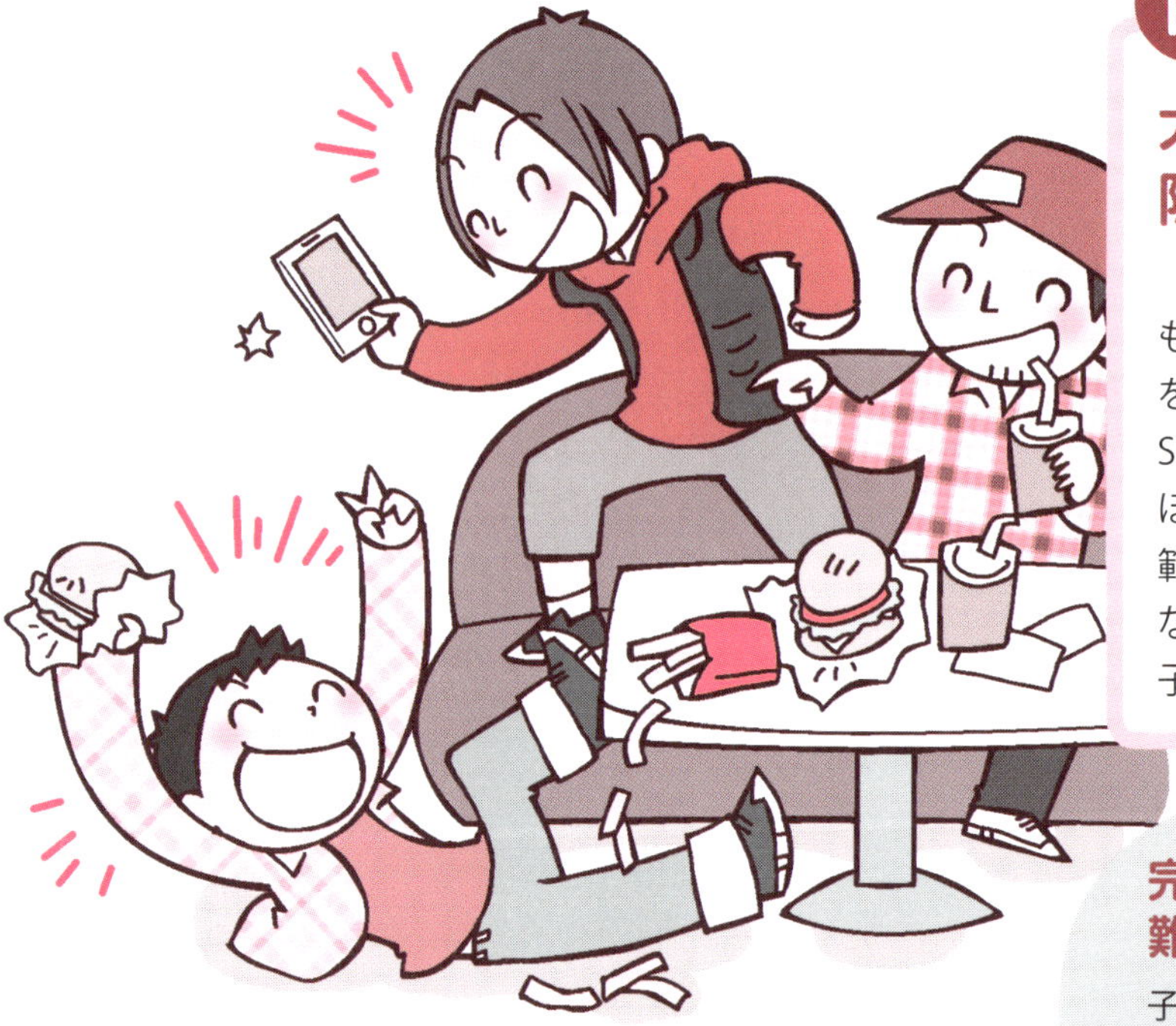

軽い気持ちで悪ふざけをしたことが、SNSを通じて大きなトラブルになることもある

目標

大きなトラブルを防ぐ

　中学生くらいになると、子どもが携帯電話などを持ち、SNSを利用するようになります。SNSでは発達障害の特徴が悪いほうに出やすく、トラブルの範囲も拡大しがちです。いきなり使わせるのではなく、親子で準備する必要があります。

完全に遮断するのは難しい

子どもをSNSから完全に遠ざけておくことは難しい。禁止することで、子どもにストレスや劣等感を与えてしまうこともある

トラブルの可能性はなくならない

SNSを使っているかぎり、トラブルの可能性はある。それを見越して慎重に使っていく必要がある

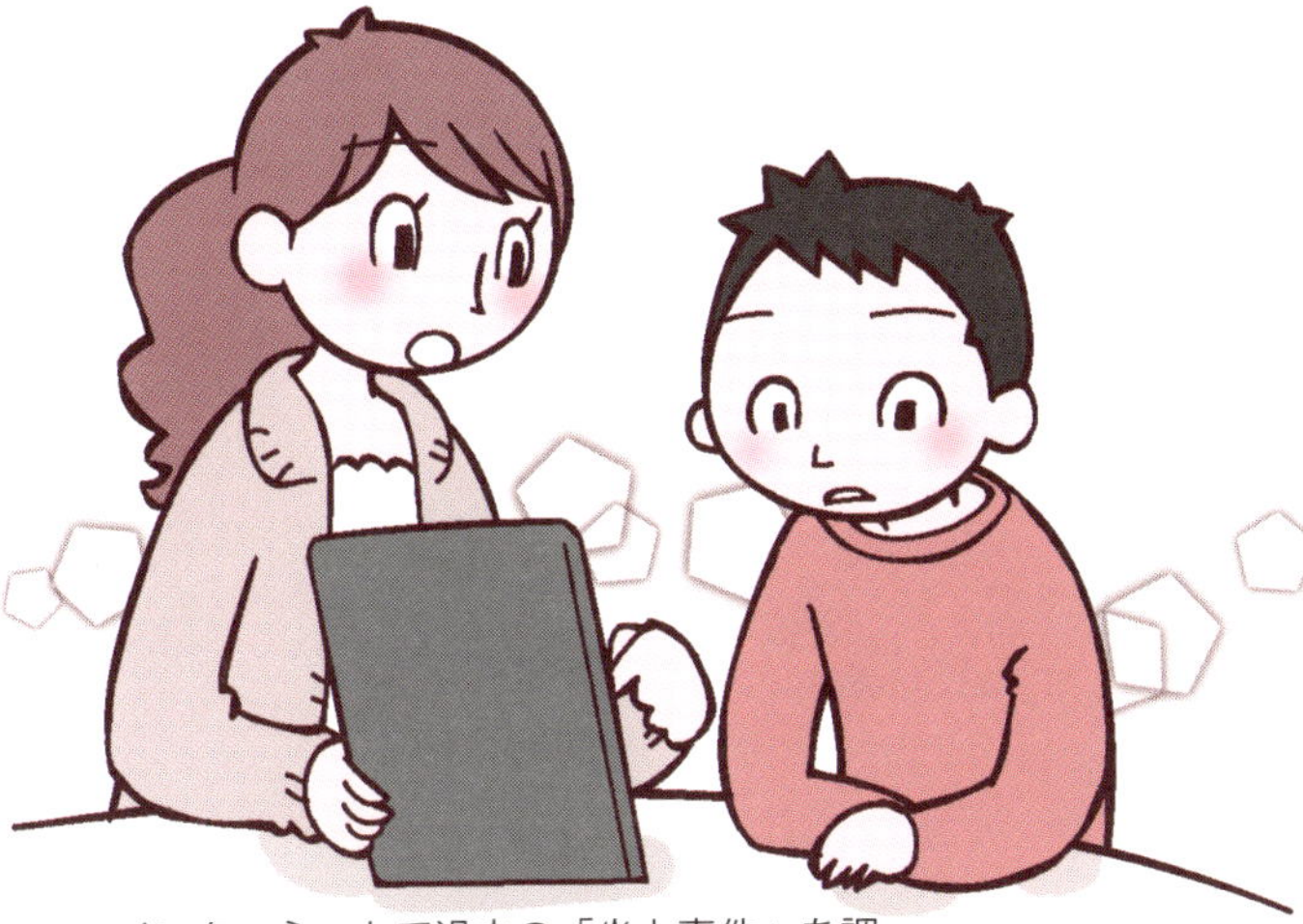

インターネットで過去の「炎上事件」を調べて、その経緯を子どもに説明。トラブルを招くポイントを具体的に理解させる

やり方

まずはマナーを学ぶ

発達障害の子の場合、社会的なルールを理解し、習得していくことにほかの子よりも時間がかかります。SNSでも、それは同じです。ほかの子が使っているからといって、同じように対応せず、まずはじっくりSNSのマナーを教えましょう。

SNSのこわさを知る

大人でさえSNSで思いもよらない問題に巻きこまれることがある。SNSには多くのリスクがあるということを、まずは親子で理解する

基本的な使い方を教える

トラブルの例を伝えたうえで、それを防ぐための使い方を説明する。安易に人名や地名を書かないなど、具体的に教える

トラブルの例

- SNSで友達の悪口や意味不明な文章を送り、嫌がられて連絡グループからはずされる（ASDの子に多い）
- SNS経由でゲームを知り、遊びはじめると我慢できずに次々と課金してしまう（ADHDの子に多い）
- 独特のこだわりや非常識な行動を動画で投稿し、友達以外にも広まってトラブルに（ASD、ADHDの子に多い）

ほかの子よりも時間をかける

多くの子は中学生くらいから自分でSNSの使い方を身につけていくが、発達障害の子は準備に時間をかけ、親子で少しずつ学んでいくほうがよい。危険性や適切な使い方を理解させることが第一

トレーニング 10

SNSを正しく使う

人間関係ができてから発言する

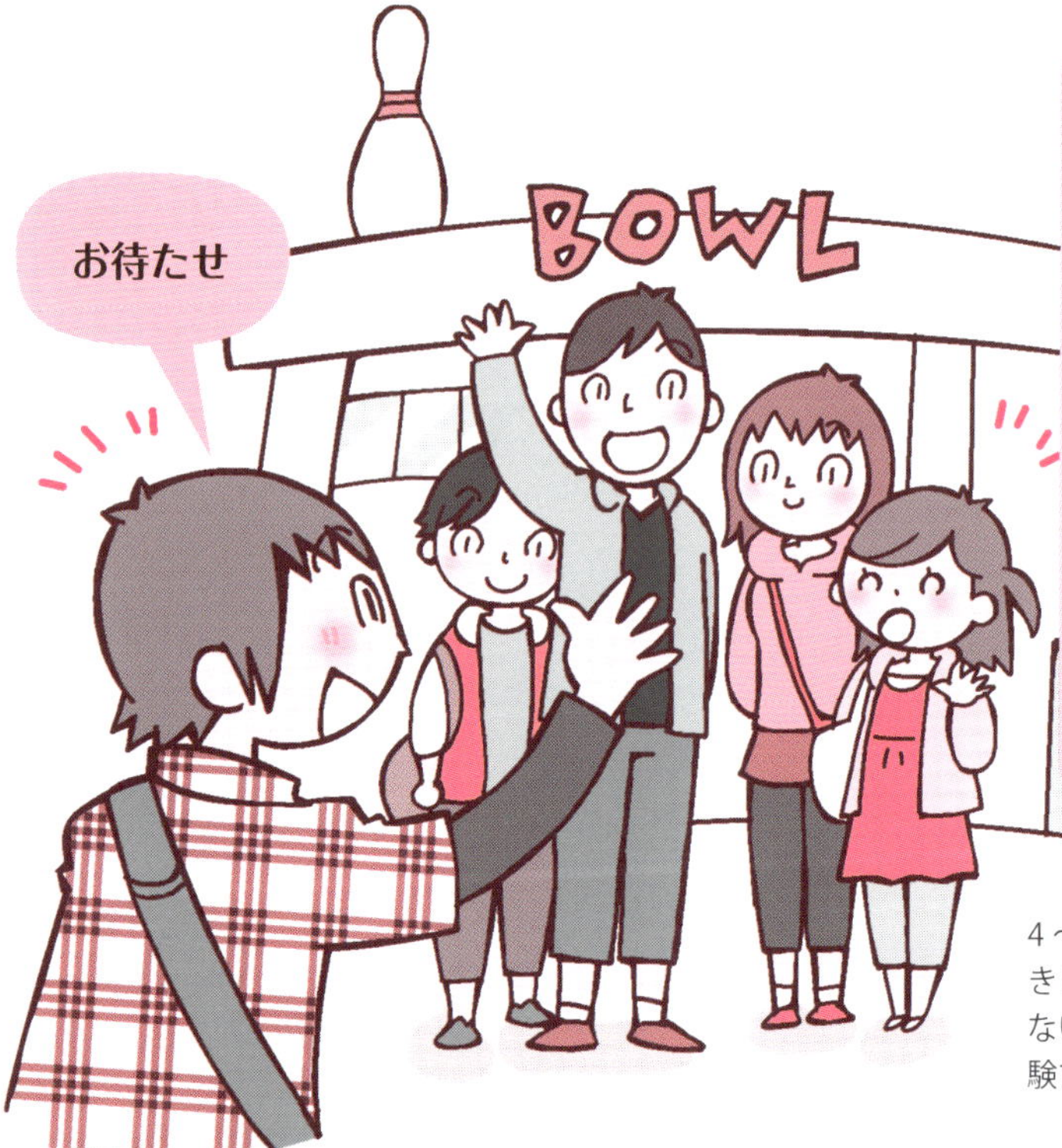

4～5人で待ち合わせて遊ぶときには、いまやSNSが欠かせない。そのような付き合いを経験するために、SNSを活用する

目標

SNSのよい面を活用していく

SNSには、もちろんよい面もあります。友達と連絡をとりやすくなり、テストの情報交換や約束をするときなどにはおおいに役立ちます。そのように、目的をもって活用していけば、友達づくりにもつながり、社会に出るための準備にもなります。

よい面を活用する

手早く、多くの友達と連絡をとりたいときには役立つ。手際よく連絡するスキルを伸ばしておけば、将来にもいきてくる

悪い面に注意する

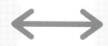

率直な指摘や、衝動的な発言が、SNSでは実生活以上にトラブルにつながりやすい。発達障害の子には難しい一面がある

SNS使用の目安

小学生

まだ使わせない

小学生の頃は、まだ使わせなくてよい。まわりの子は早ければ自分用の携帯電話を持ちはじめるが、発達障害の子の場合、この段階では社会性をじっくり育てていくことが先決

中学生

主に約束に使う

中学生になるとSNSで交流する子が増えるが、発達障害の子は当面は発言をひかえ、情報を読むことからスタート。慣れてきたら、友達との約束にSNSを使う。返事や意見を書くときには親子で相談する

高校生

雑談にも使う

中学生でSNSを使いはじめて、大きな問題を起こさずに経験を積んでいけば、高校生になる頃には、SNSでのふるまい方がわかってくる

やり方

少しずつ使い方を広げる

子どもにはまず実生活で友達をつくり、人間関係を広げることからとりくませましょう。中学生くらいになって友達ができ、いっしょに遊べるようになったら、SNSを使わせはじめます。そのくらい慎重に、少しずつ使い方を広げていってください。

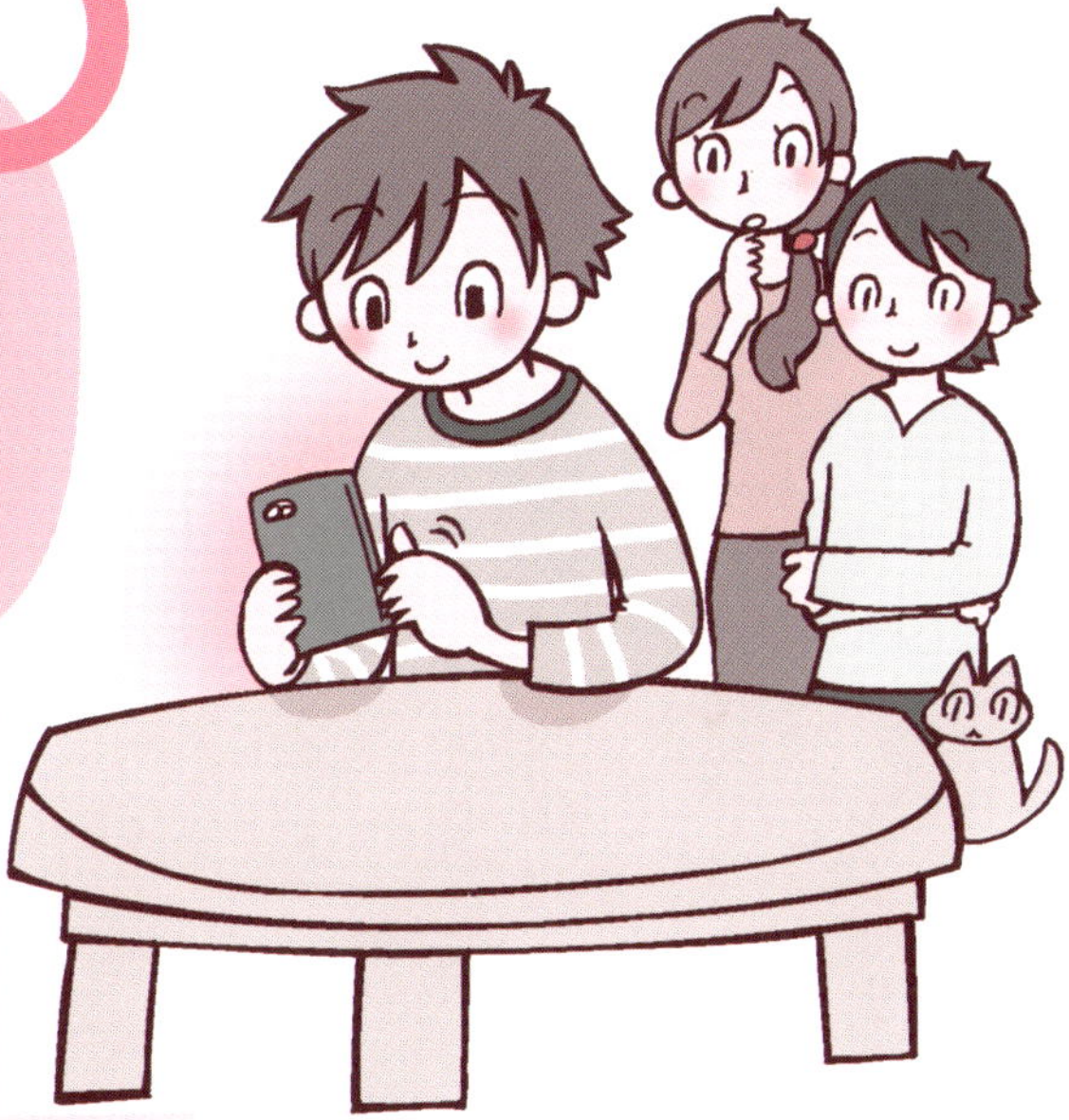

親子で相談し、適切な表現を考えながら使っていく。「悪口を言われても感情的に返事をしないで、ひとまず親に相談する」といったルールをもうけるとよい

ポイント解説

グループの「地雷」をふまないように

子どもがふみそうな「地雷」に対応する

子どもが友達付き合いを広げていくと、仲良しのグループなど、集団で行動する機会が増えます。その段階では、社会的なルールを守る力が重要になります。

そこで、親が家庭で子どもにルールを教え、トレーニングをしていくのです。とはいえ、すべてのルールを教えこみ、トラブルを完全に防ぐことは不可能です。

親はわが子を日々みているので、その子が勘違いしそうなルールがだいたい想像できるはず。左のページの図から、子どもがいかにも間違えそうなことを選んでみてください。まずはそのルールを子どもに教えましょう。

集団行動のリスクを意識する

子どもが成長するにつれて、友達付き合いは複雑化していきます。集団行動が徐々に増え、トラブルが起きたときの影響もどんどん拡大します。そのリスクを意識して、トレーニングにとりくむ必要があります。

幼い頃は1対1の関係

小学校低学年くらいまでは、子どもたちの間にまだ明確なグループ分けがない。トラブルがあっても1対1か、せいぜい2〜3人相手のことで終わる

↓

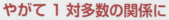

やがて1対多数の関係に

子どもたちは徐々にグループをつくるようになる。トラブルが起きたときに大勢を敵にまわすことになってしまう

小学校中学年くらいから、トラブルを起こしたときの影響が大きく変わる。1回のトラブルでとり返しがつかなくなることもある

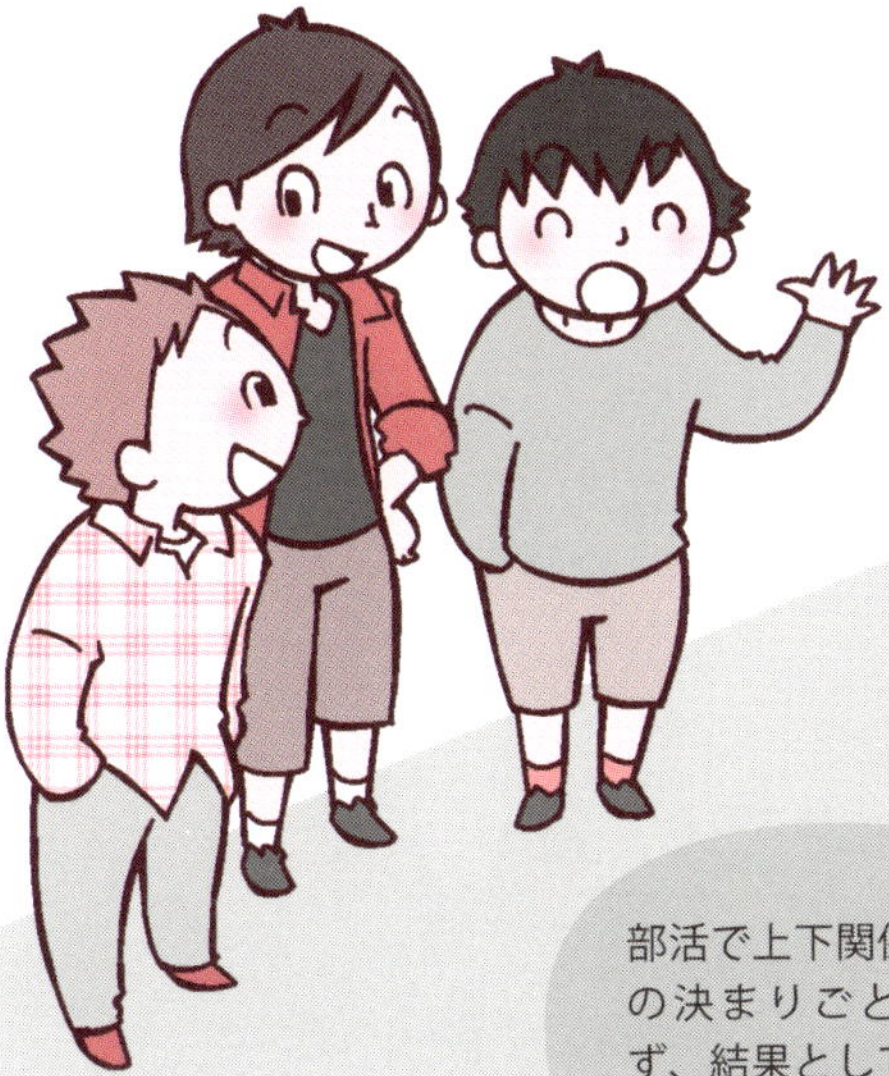

「地雷」をさけてくらす

仲良しのグループや部活のチームは、ひとつの小さな社会です。そこには社会的なルールがあります。そのルールを逸脱すれば、集団にいられなくなります。いわば「地雷」をふむようなものです。子どもが「地雷」をさけられるように、ルールを教えていきましょう。

POINT

ルール違反は「地雷」のようなもの

グループ活動にはルールがあり、してはいけないことが存在します。ふんではいけない「地雷」のようなものです。それらを知らないままでは、友達づくりでトラブルに見舞われるリスクが高まります。トレーニングでルール理解をうながし、リスクを低減させましょう。

部活で上下関係や活動中の決まりごとがわからず、結果として先輩に逆らったような形に

給食の配膳や教室の掃除、動植物の世話といったクラス内の当番を何度も忘れてしまう

友達との約束を忘れたり破ったりしてしまい、グループのなかで悪評が広まっていく

SNSでクラス全員がみている場に、友達への罵詈雑言を書いてしまい、無視されるように

服装や髪型などの身だしなみを整えられず、からかわれたり仲間はずれになったりする

公共の場で騒いだり走ったりして、友達に「いっしょにいたくない」と言われてしまう

友達とケンカをしたときに手加減ができず、相手に大ケガをさせ、問題児とみなされる

グループの人間関係が把握できず、特定の子の悪口を、その子の親友相手に言ってしまう

不良のグループに誘われ、その集団のルールだと言われて、違法行為に手をつけてしまう

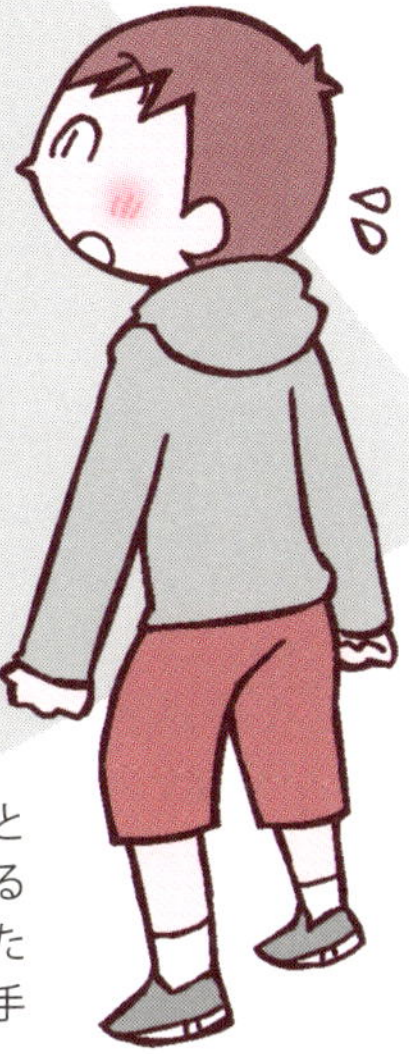

多くの子は「地雷」を自然と察知してさけるようになるが、発達障害の子はこうした社会的なルールの理解が苦手で、トラブルになりやすい

トレーニング 11

友達との約束

予定を親にも伝えて忘れないように

目標

友達といっしょにいられるように

　発達障害の子のなかには、約束を苦手とする子がよくいます。決めたことを忘れてしまう子、社交辞令を本気にとって話が食い違う子など、悩みのポイントは人それぞれです。親がフォローして、約束がうまく実行できるようにしましょう。

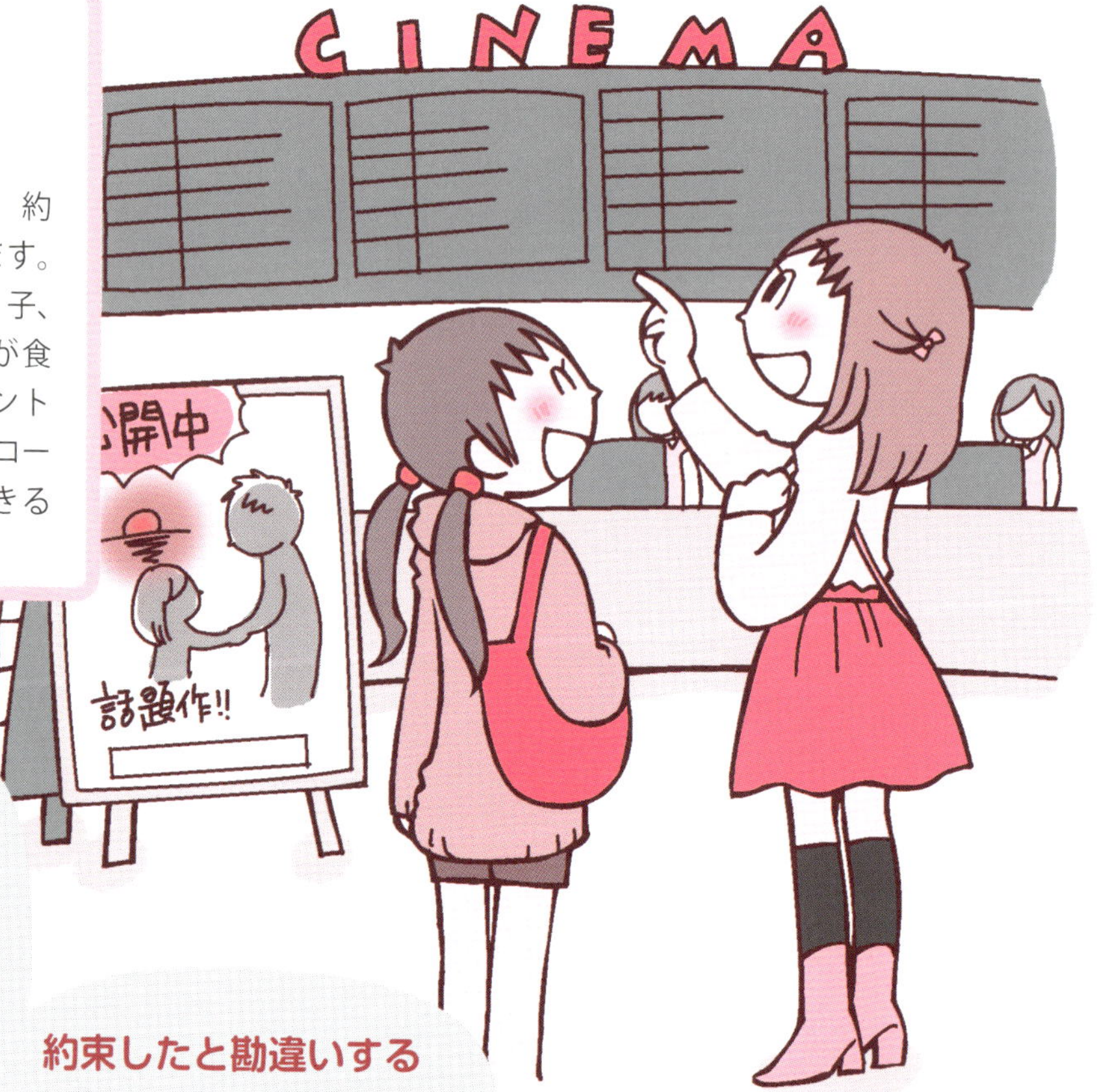

友達と待ち合わせて映画をみるためには、約束が必要。約束の仕方を子どもに教えていきたい

約束した通りにできない

ADHDやLDの子に多い悩み。友達との約束を忘れたり間違えたりすることが多く、いい加減な性格だとみなされてしまう

約束したと勘違いする

ASDの子に多い悩み。「また行こうね」といった社交辞令を、本気にとってしまう。その勘違いをめぐって友達とトラブルに

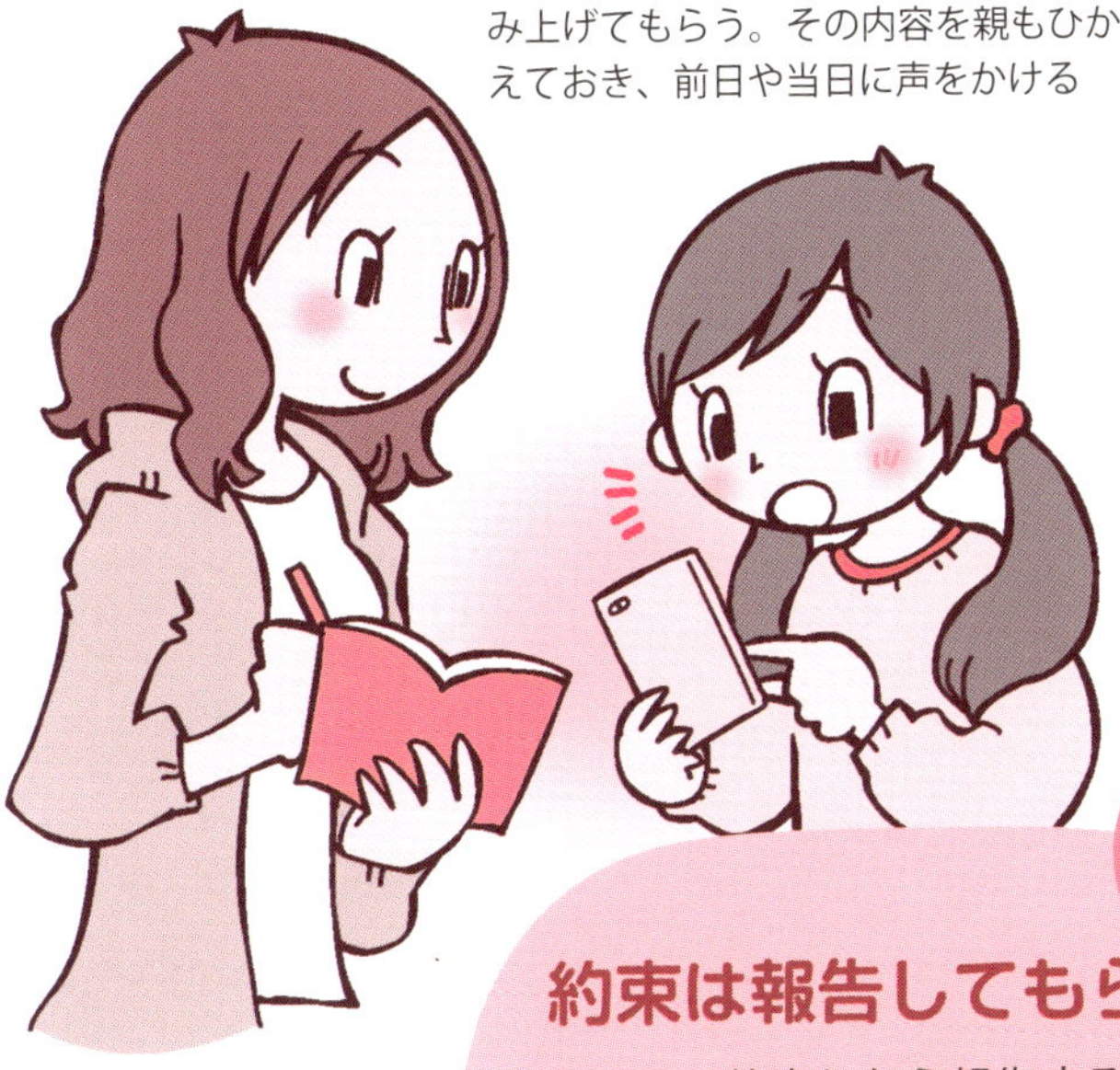

忘れやすい子には、友達との連絡を読み上げてもらう。その内容を親もひかえておき、前日や当日に声をかける

やり方

親が予定をフォローする

子どもの約束の仕方を確認しましょう。その子の苦手なところがみえてきます。最初のうちは、その点を親がフォローしてください。その子に合った方法をアドバイスするのもよいでしょう。そうしているうちに、約束が身につきます。

約束は報告してもらう

本人に、約束したら報告するように伝える。小学生だと嫌がらずに報告してくる場合が多い。親は報告を受けたら、不自然な点に助言する。ただし「自分ならこうだ」と意見を押しつけない

約束できる友達になる

本人が趣味の合う子と、休み時間や放課後に遊ぶ。誘われたら前向きな返事をする。約束して遊ぶようになっていく

事前にアドバイス

約束の日時や場所に無理があれば、親子で計画を立て直す。変更する理由を説明する

当日もアドバイス

約束の当日もフォローする。待ち合わせのミスなどに助言をおこなう

アドバイスの例

- ASD の子は友達の希望を想像できず、自分の希望だけで計画しがち。その見直し方を教える
- ADHD の子は約束を把握できていないことがある。友達に電話などで確認することを教えるとよい
- 飲食店の選び方などで悩んでいたら、その子が利用しやすい店を提案する
- 相手が本気で言っていない約束の場合、それを子どもに伝え、その見分け方も教える

トレーニング 12

友達との外出（身だしなみ）

中学以降は服装の格差に注意する

目標

悪い意味で目立つことのないように

発達障害の子のなかには、服装や髪型への興味が薄い子や、身だしなみの整え方が雑な子がいます。風貌が悪い意味で目立ってしまい、そのせいで友達付き合いがうまくいかないことがあります。身だしなみも、親がある程度フォローしましょう。

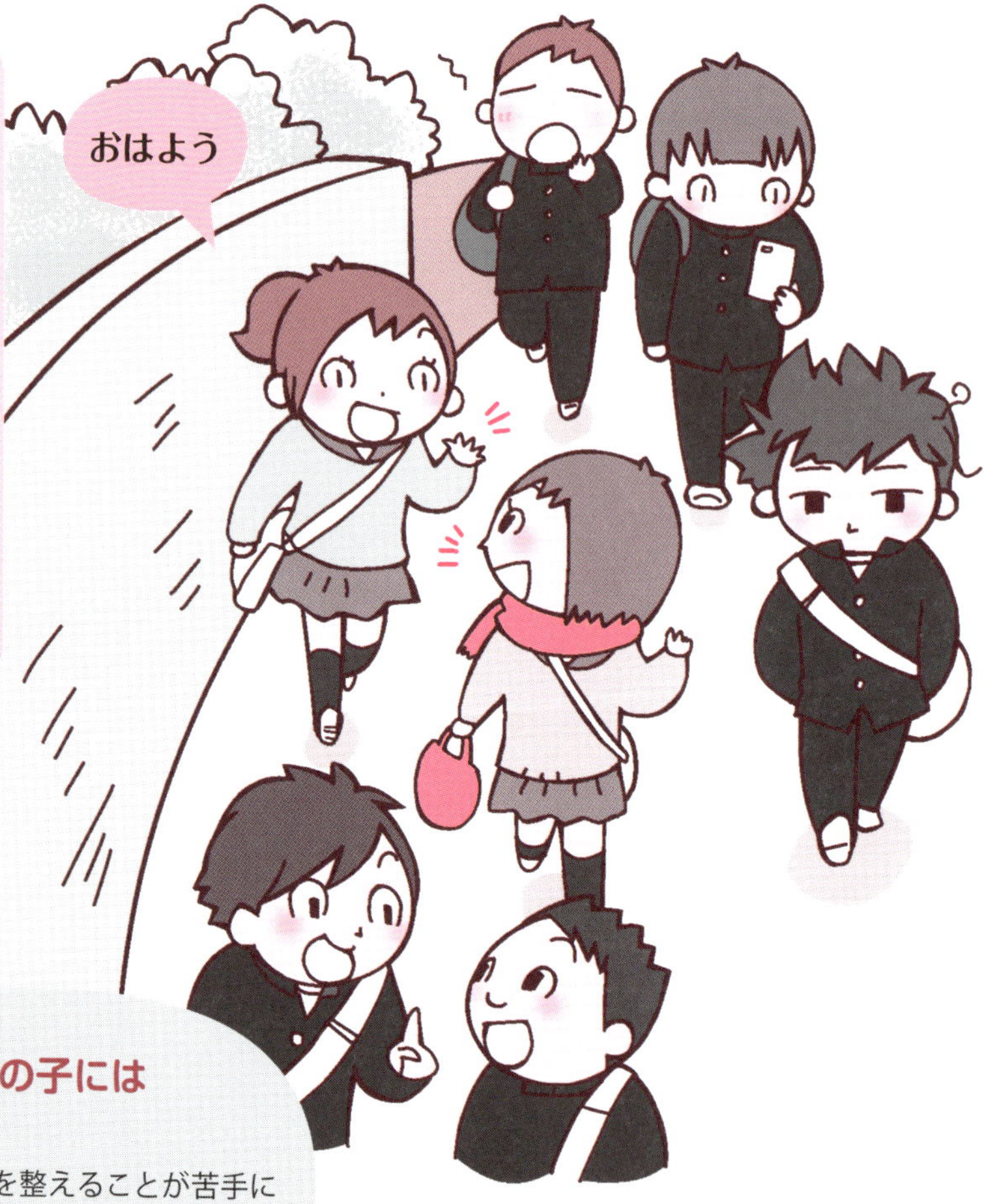

まわりの子は整ってくる

中学生くらいになると、多くの子は身だしなみを整えはじめる。極端に乱れた格好の子は、ほとんどいなくなる

発達障害の子には難しい

身だしなみを整えることが苦手になりがち。しかし本人がそれを問題だと思っていない場合もある

髪が寝ぐせでボサボサでも、本人は気にしていない。しかしそのせいで友達付き合いが難しくなっている

やり方

身だしなみには積極的に関わる

親は子どもの身だしなみを注意するときに「きちんとしなさい」などと抽象的に注意しがちです。発達障害の子で身だしなみが苦手な場合、そのような指示ではなかなか伝わりません。服の選び方や着こなしなどを、親が積極的に助言しましょう。

○ 基本的には親がフォロー

身だしなみが乱れていると、どんどん印象が悪くなっていく。子どもまかせにせず、基本的には親がフォローして、早めに悩みを解消したほうがよい

思いきりおしゃれに

人付き合いではみための印象が大事。友達と遊びに行くとき、思いきりおしゃれな格好をさせるのもよい。印象がよくなり、ほかに問題があってもまた誘われやすくなる

基本を教える

服装や髪型など、身だしなみの基本を説明する。服の汚れなど、嫌がられやすいことはチェックリストに。食事や運動に注意し、肥満を防ぐことにもとりくむ

店員さんを頼りに

親が教えられるのは基本まで。流行を追いかけるのは難しいので、おしゃれを教えるときはいっしょに買い物に行き、店員さんにアドバイスを求めるとよい

中学生の男の子だと、最近はこういう感じが流行っていますね

おしゃれな店員さんに流行を聞いて、それをなぞるだけでも十分。悪い意味で目立つことは減る

トレーニング 13

友達との外出（食事）

ファストフードなどに行き慣れておく

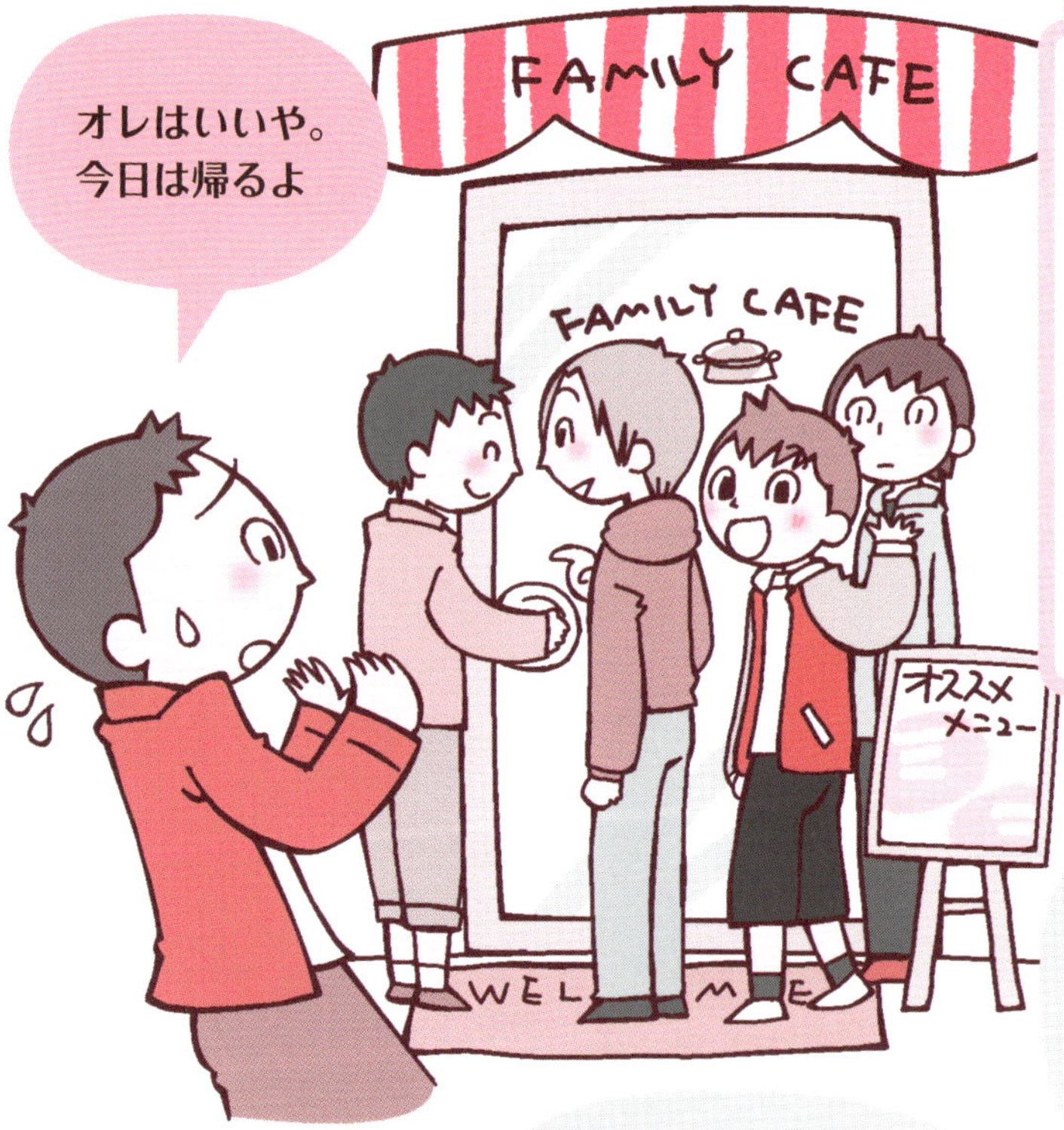

ファミリーレストランでの注文が不安だと、「おいしくないから嫌いなんだ」などという理由をつけて帰ってしまうこともある

目標

不安なことを減らしていく

社会経験が不足していて不安なことが多いために、友達といっしょに出かけられないという子がいます。失敗を恐れていたり、過去のトラブルを気にしていたりします。親子で経験を積み、不安を解消しましょう。

不安なことを減らす

発達障害の子は慣れない場所や集団のなかで時間をすごすのが苦手。親子で出かけて経験を積み、いっしょにいられるようにしたい

楽しめることが増える

ふるまい方がわかれば不安はやわらぎ、行ける場所や楽しめることが増える。友達付き合いが深まりやすくなる

やり方

お店や施設を日常的に利用する

　子どもがまだ利用したことのないお店や施設などに、親子で行って経験を積みましょう。そのような機会を日常的につくっていきます。注文などを子どもがうまくできないと、親が代行してしまいがちですが、それはひかえて、本人に経験させてください。

親子で行っておく

友達と行く予定の場所があればそこへ、とくに予定がなければ子どもどうしで利用しそうなところへ、親子で出かける。１回でうまく経験できなければ、何度か通うのもよい

手順を具体的に教える

お店での注文や支払い、施設への入場や施設内でのふるまいなどを、親が具体的に説明する

選択や実行は本人にやらせる

説明したことを、本人に自分でやらせる。親子で利用しているときなら失敗してもやり直せる。助言もできる

※注文後に雑談を楽しめれば理想的。トレーニング②おしゃべりにもとりくみたい

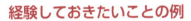

経験しておきたいことの例

- **ファストフード店**……注文から支払い、受け取り、食事、片付けまで
- **電車やバスの利用**……乗り降りや支払いの方法、紛失物の探し方など
- **体育館などの施設**……持ち物や履き物、貴重品の管理、利用申請や予約の仕方、カギや道具の使い方など

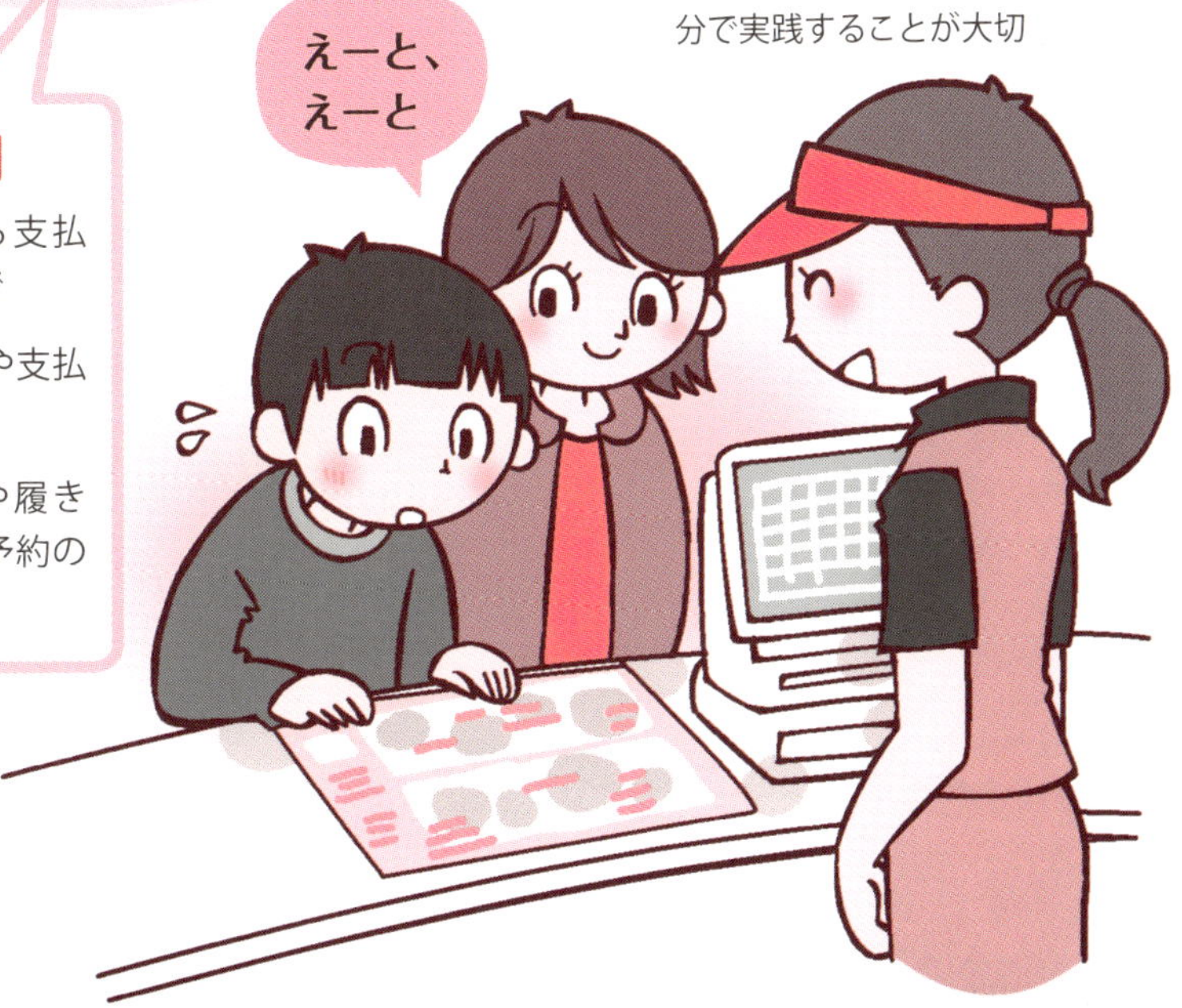

子どもがなかなか決められなくても、そこで口を出さずに待つ。本人が自分で実践することが大切

トレーニング
14

友達とのトラブル（会話）

表情や態度の見分け方を教わっておく

目標

相手の不快感だけでも気づけるように

発達障害の子は、ほかの子の気持ちを読みとるのが苦手です。練習しても限界がありますが、相手の怒りや不快感だけでも読みとることができれば、友達づくりに役立ちます。

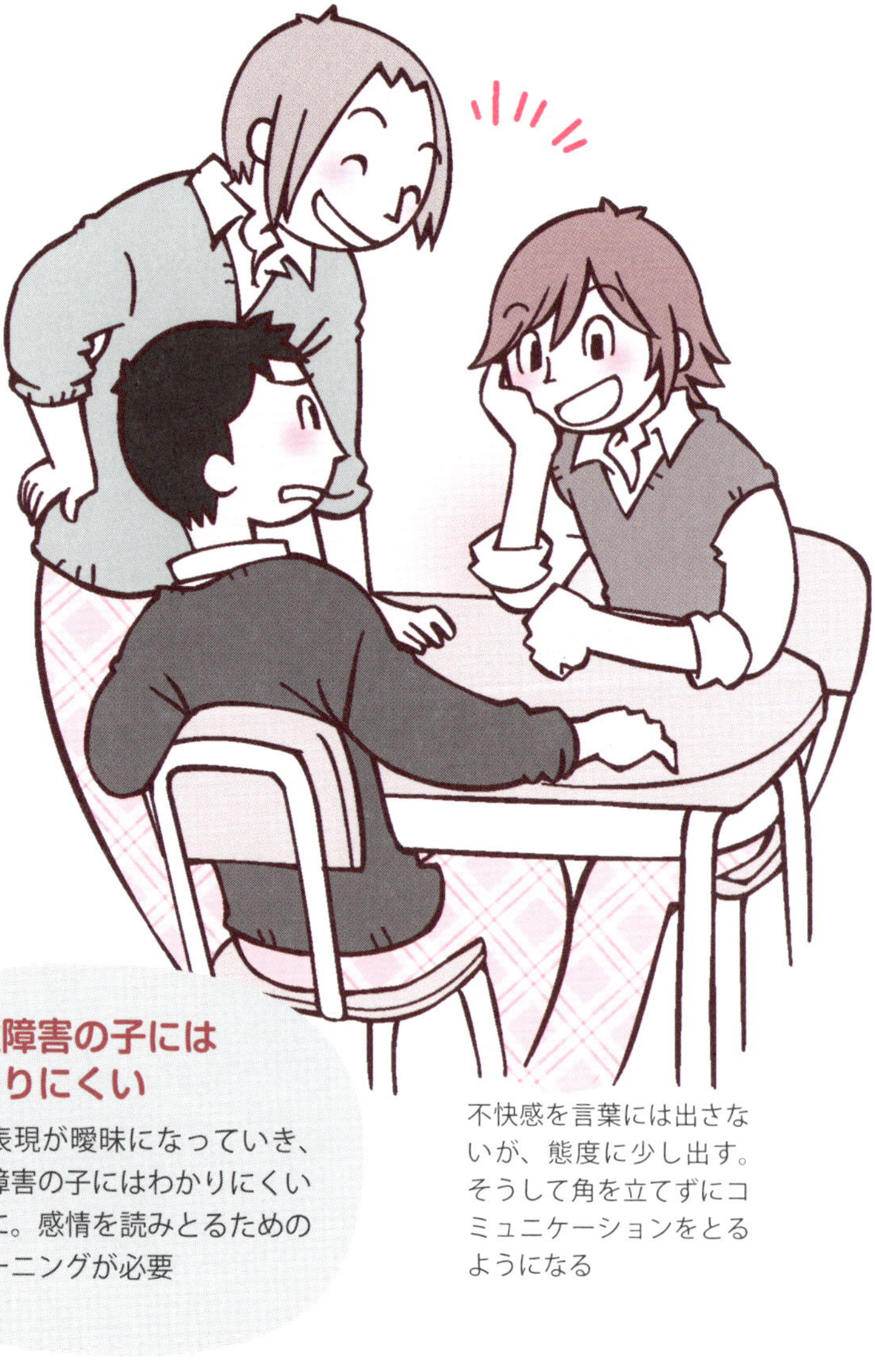

言葉で不快感を示さなくなる

中学生くらいになると、不満を面と向かって言う子は少なくなってくる。不快感は表情や態度に出るようになる

発達障害の子にはわかりにくい

感情表現が曖昧になっていき、発達障害の子にはわかりにくい状況に。感情を読みとるためのトレーニングが必要

不快感を言葉には出さないが、態度に少し出す。そうして角を立てずにコミュニケーションをとるようになる

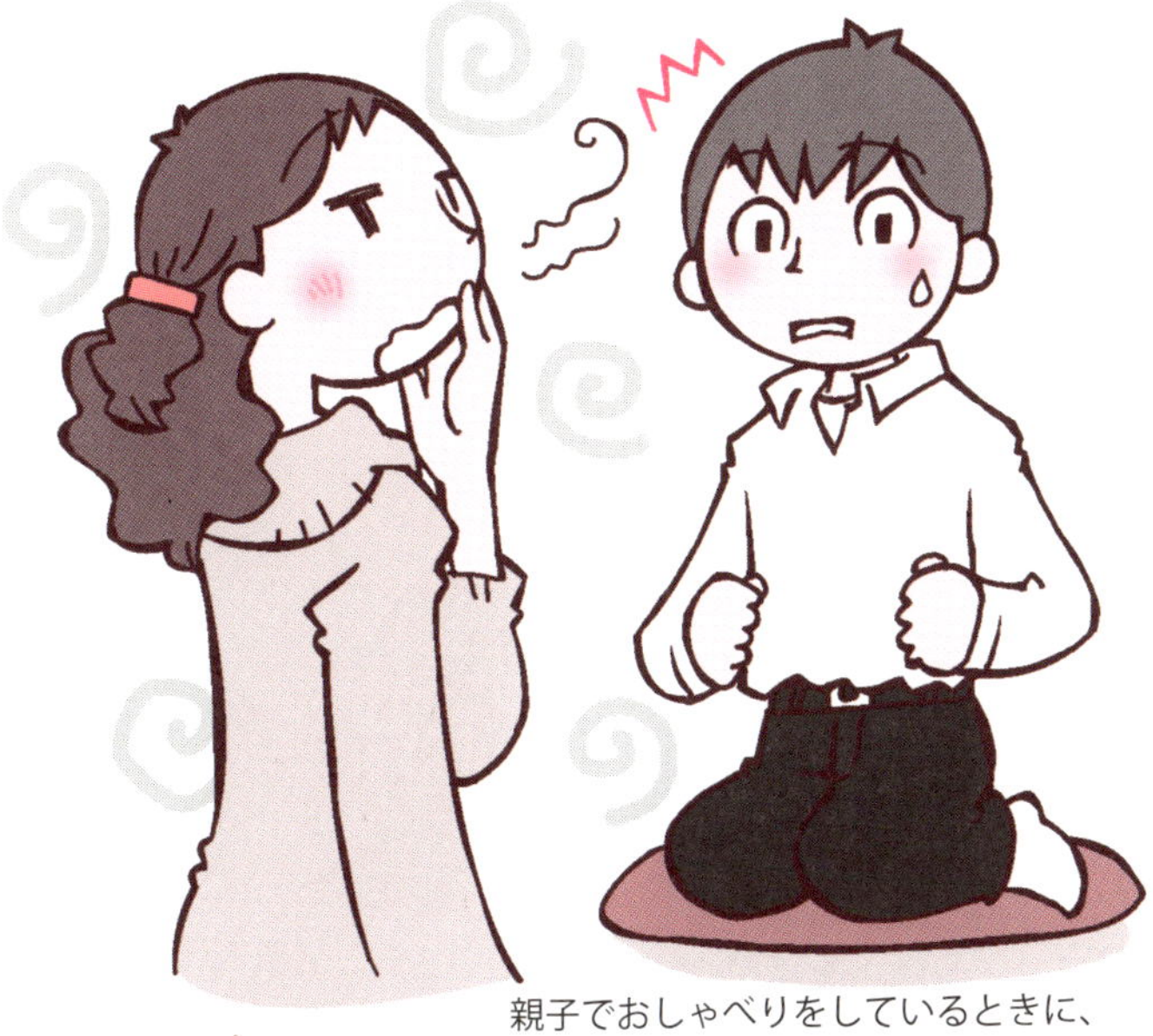

親子でおしゃべりをしているときに、退屈そうなそぶりをしてみせる。事前に練習だと予告せず、日常のやりとりでおこなうとよい

やり方

見分け方を教えて練習する

ASDの子は、そもそも人の表情や態度に注目していないことがあります。まずはその重要性を説明し、見分け方を教えましょう。そうした基本的な対応は、ADHDの子やLDの子にも有効です。そのうえで親子で会話などをして、練習します。

まず相手をみる練習

親子で会話の練習。子どもには一言話したら親の表情や態度、仕草をみるように言っておく。そして表情などの見分け方を教えていく

親子で見分ける練習をする

会話の練習中に、親は気持ちを言葉で表現せず、表情などでみせる。発達障害の子には身勝手な発言や汚い言葉遣いなどがみられるので、それに対して嫌そうにする。最初はややオーバーに感情表現し、徐々に表現をおさえると、よい練習になる

見分け方の例

- **怒り**…にらみつける、眉間にしわをよせる、口調が荒々しくなる、机を叩くなど
- **不快感**…目をそらす、表情がかたくなる、ため息をつく、話を終わらせるなど
- **悲しみ**…涙を流す、うつむく、声が小さくなる、肩を落とすなど

言葉ではわかりにくいので、絵や写真、動画、テレビドラマ、映画などを見本として使うとよい

トレーニング 15

友達とのトラブル（非行）

頼まれても反社会的なことはしない

目標

子どもを非行に走らせない

友達付き合いを深めるなかで、不良の仲間ができる場合があります。ASD の子は悪意を読みとることが苦手なために、そして ADHD の子は衝動性の強さから、仲間といっしょに非行をしてしまう場合があります。反社会的なことはしないという原則を教えましょう。

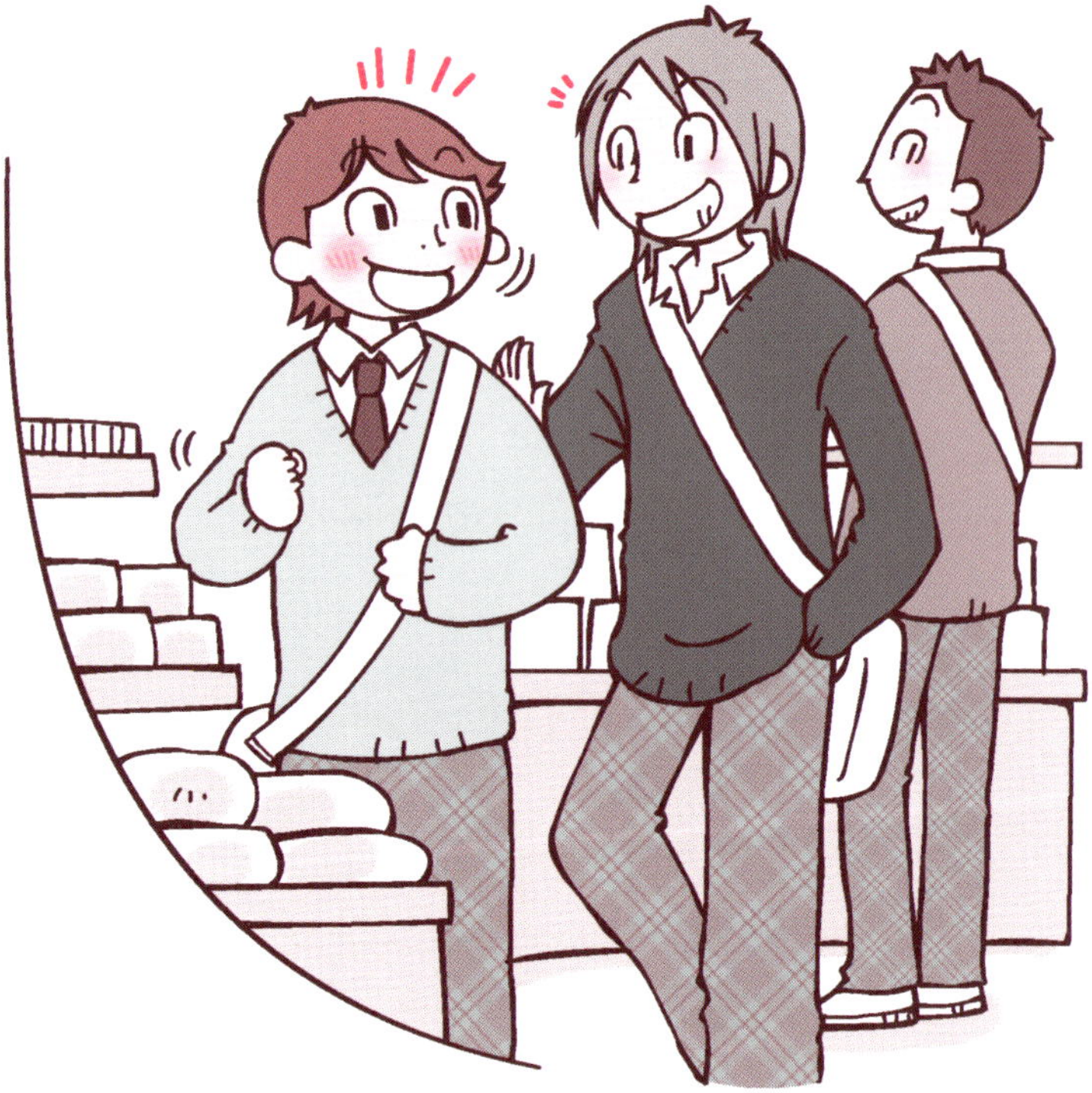

ASD の子は不良にほめそやされ、相手の悪意に気づかずに万引きの手伝いなどをしてしまうことがある。とくに日頃、親や先生にほめられていない子に多い

○ ルールを教える

非行にあたる行為を具体的に説明する。子どもにはそのような行為をしないのが社会のルールだと教え、あとは子ども本人を信じてまかせる

× 子どもを管理する

非行を心配するあまり、子どもの一挙一動を管理するようではいけない。ささいな悪ふざけも親が注意していると、社会経験の幅がせばまってしまう

やり方

子どもを認め、子どもを信じる

　自信のない子は、評価してくれる相手を求めてさまよいがちです。その思いに、不良がつけこんでくることがあります。非行を防ぐためには、じつは日頃から子どもの努力を認め、その子をほめることが大切なのです。それと合わせて、道徳を教えましょう。

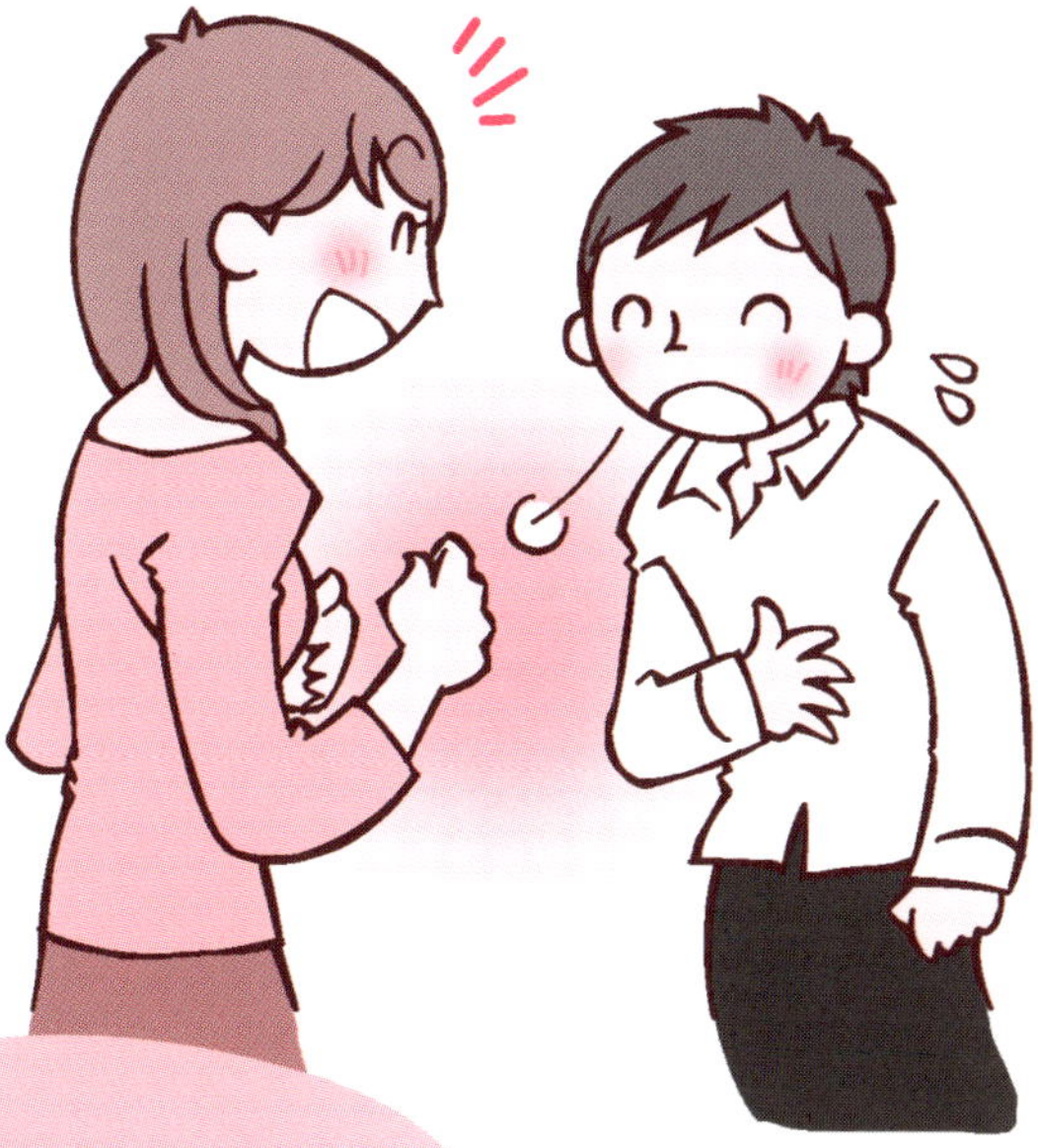

「今日は悪い誘いにのらずに部活の決まりを守れた」といった成功を、親子でいっしょに喜ぶ。子どもが少しずつ、社会のルールを守ることの重要性を理解していく

日頃から子どもをほめる

家庭でも学校でも叱られてばかりでは、子どもには居場所がなくなる。失敗や問題が多くても、せめて家庭ではほめてあげたい

道徳を教える

子どもの「仲間に認められてうれしい」という思いに理解を示しながらも、「万引きは犯罪」という事実や、親や被害者の悲しみを伝える

間違えても叱らない

親としてはほめているつもりで、道徳もしっかり教えたはずなのに、子どもが非行に走るということはよくある。しかし一度間違えたくらいで叱らず、根気よく教えていく

悪ふざけも成長の一歩

　不良に言いくるめられた結果だとしても、万引きや器物破損などの非行をしてはいけません。そのような問題は、トレーニングで予防していく必要があります。

　ただし、社会のルールにまったく違反しないのも、成長の道すじとして、けっしてよいものではありません。子どもは間違いを経験しながら成長していくもの。違法でない多少の悪ふざけは見過ごすくらいの余裕をもちましょう。

ポイント解説

微妙な幼さが目立たなくなっていく

POINT

発達障害の子は微妙に幼い

小学校高学年や中学生になっても、言動にときおり幼さがみられます。ふだんは年齢相応の活動ができていても、幼児のような態度をとることがあるため、まわりの人には「微妙に幼い子」という印象を与えます。

微妙に幼いところがある

発達障害の子は、自分の言いたいことやしたいことを優先し、ほかの子やその場の状況に配慮できないことがあります。幼い子であれば許されることですが、大きくなってもそのような態度をとるときがあるので、微妙に幼くみえます。

「なんでもいい」と言って人まかせにしようとする

勝負事で負けるとかんしゃくを起こし、次の授業がはじまってもまだ怒っている

会話では早口で好き勝手にしゃべるか、ずっと黙っているか、両極端に

つまらなくなると、クラス全体の行事でも帰ってしまう

SNSで友達を「くさい」と言い、注意されても「本当だから」と言って謝らない

部活で顧問の先生や先輩の指示にしたがわず、自分の主張を通そうとする

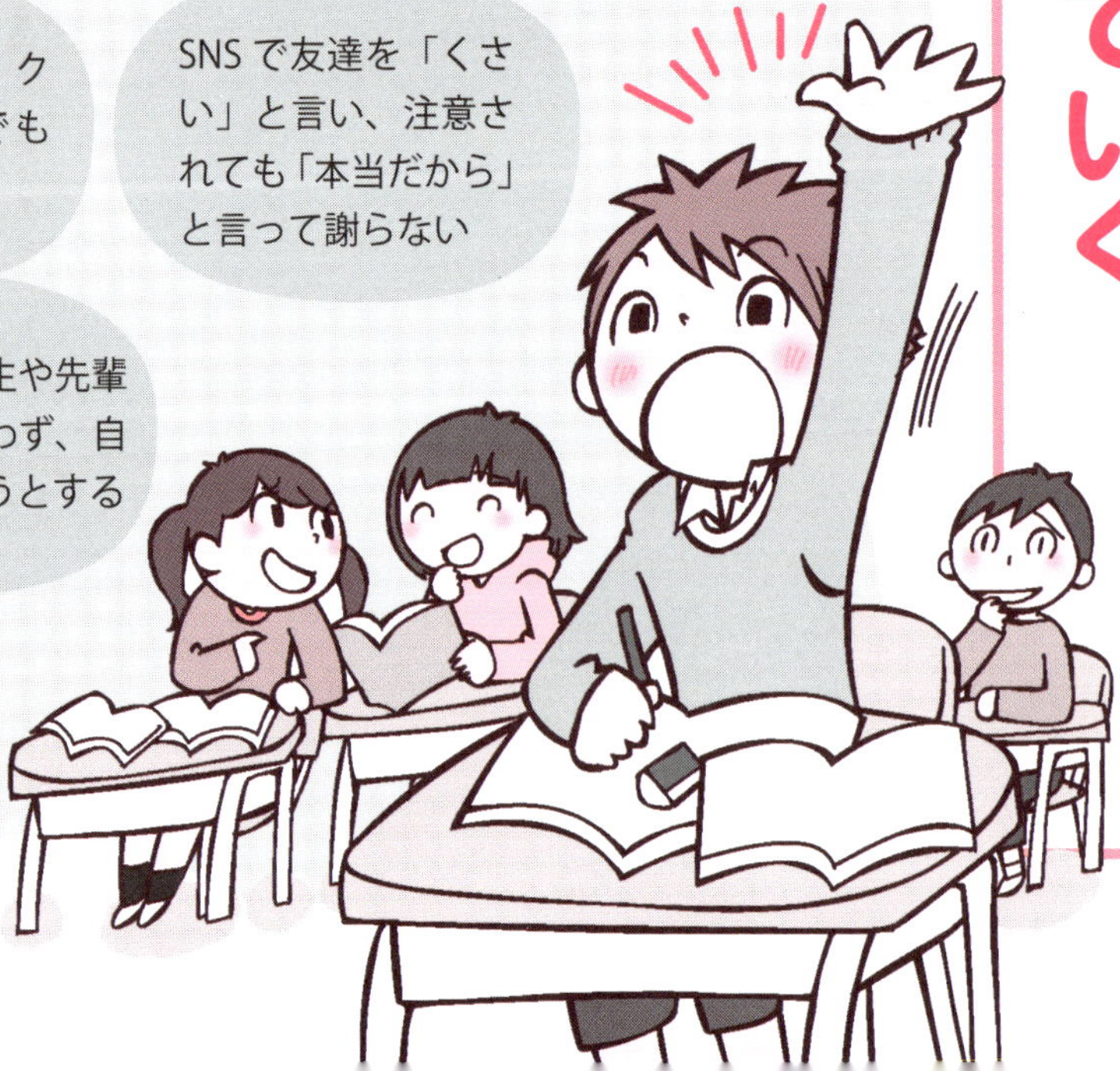

授業中に手をあげて発言し、それが終わるとまた手をあげる。自分ばかり発言していて、その場で浮いていることに本人は気づかない

いろいろあっても仲良しに

微妙に幼いところがあっても、それが目立たなければ、子どもは友達とうまくやっていけます。幼いところを消そうとするよりも、子どもがよい面を発揮し、友達と交流できるようにサポートしましょう。

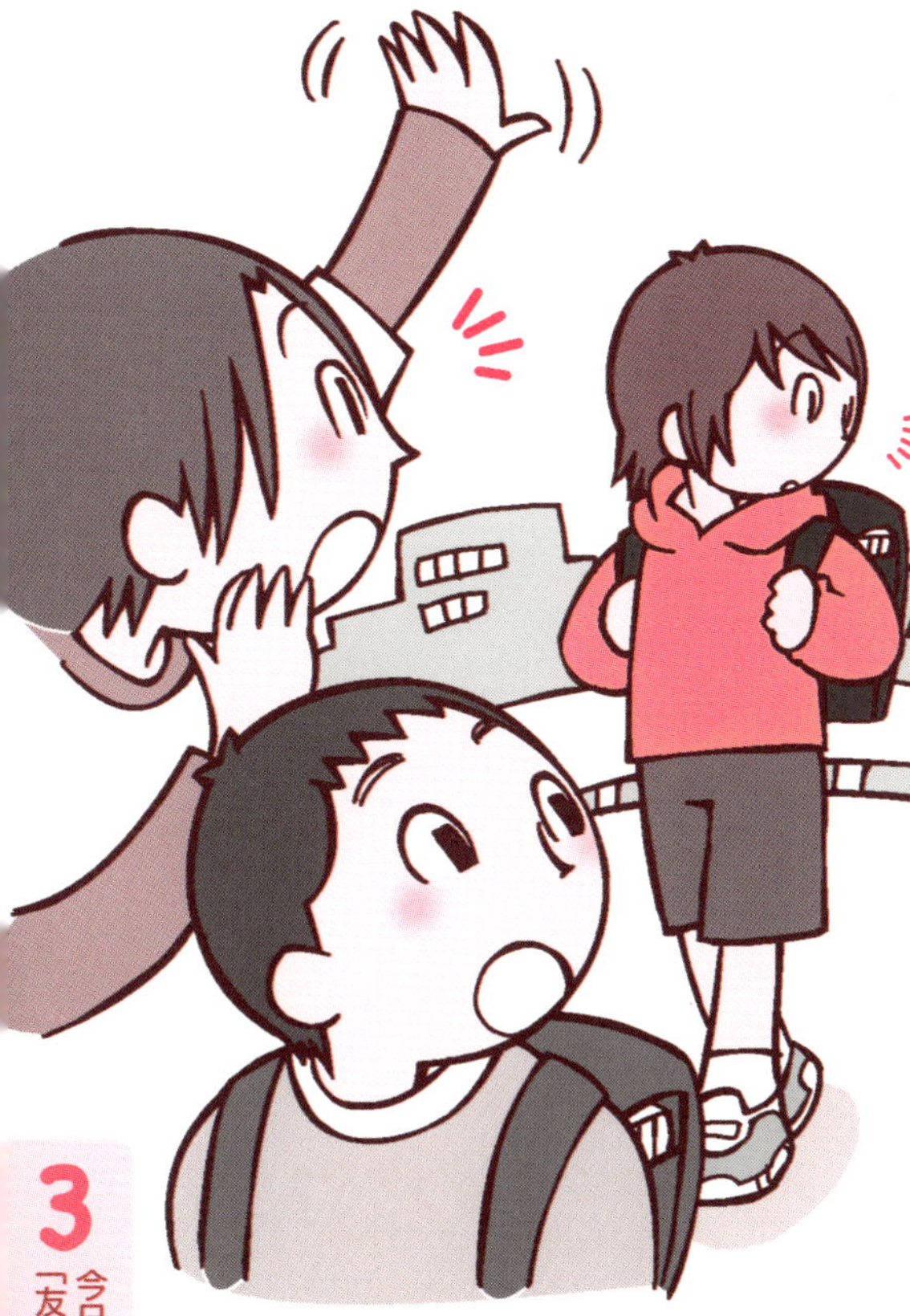

約束やルールを守り、全体的に仲良く付き合えていれば、「気が散りやすい」といった特徴は目立たなくなる

困ったところもある

どんなにトレーニングを積んでも、発達障害の特性が友達付き合いに影響してしまうことはある

でもトータルでは「いいやつ」

多少困ったところがあっても、ある部分で仲良く交流できていれば、トータルでは「いいやつ」だと思われる

ほかの子どもよりも微妙に幼い

発達障害の子には、ほかの子より微妙に幼いところがあります。

つねに幼児のようなわがままを言うわけではありません。豊富な知識や活発な行動力で、ほかの子をリードすることもあります。しかし、ときおり幼い子どものような言動をして「微妙に幼い」という印象を周囲に与えるのです。

幼さが欠点にならないように

その幼さは、発達障害の特性からくるものです。トレーニングによって軽減しますが、完全になくなることはありません。無理に消そうとせず、幼さが目立たなくなるように、知識や行動力など、ほかの面を伸ばしていきましょう。

得意なことをいかしてうまく付き合える場面が増えれば、幼さは欠点として目立たなくなります。

トレーニングの効果

友達とテーマパークへ行けるように！

友達と一日楽しくすごせたら最高

親子で友達付き合いの仕方を見直し、話し方や遊び方を練習してスキルアップしていけば、子どもは友達といっしょに楽しくすごせるようになっていきます。

もちろん、そんなに簡単な話ではありません。最初は友達をつくること、次は友達といっしょに活動することが目標です。しかし、そうして少しずつ付き合いを広げ、深めていって、最終的には友達と一日がかりで遊びに行けるようになる子もいます。

そのような付き合いをイメージしながら、子どもの困っていることをひとつずつ、じっくりと解消していきましょう。

友達といっしょにいられるように

トレーニングによって「いいお友達」ができ、いっしょにすごせるようになれば、人を怒らせることが減り、人間関係が壊れにくくなります。

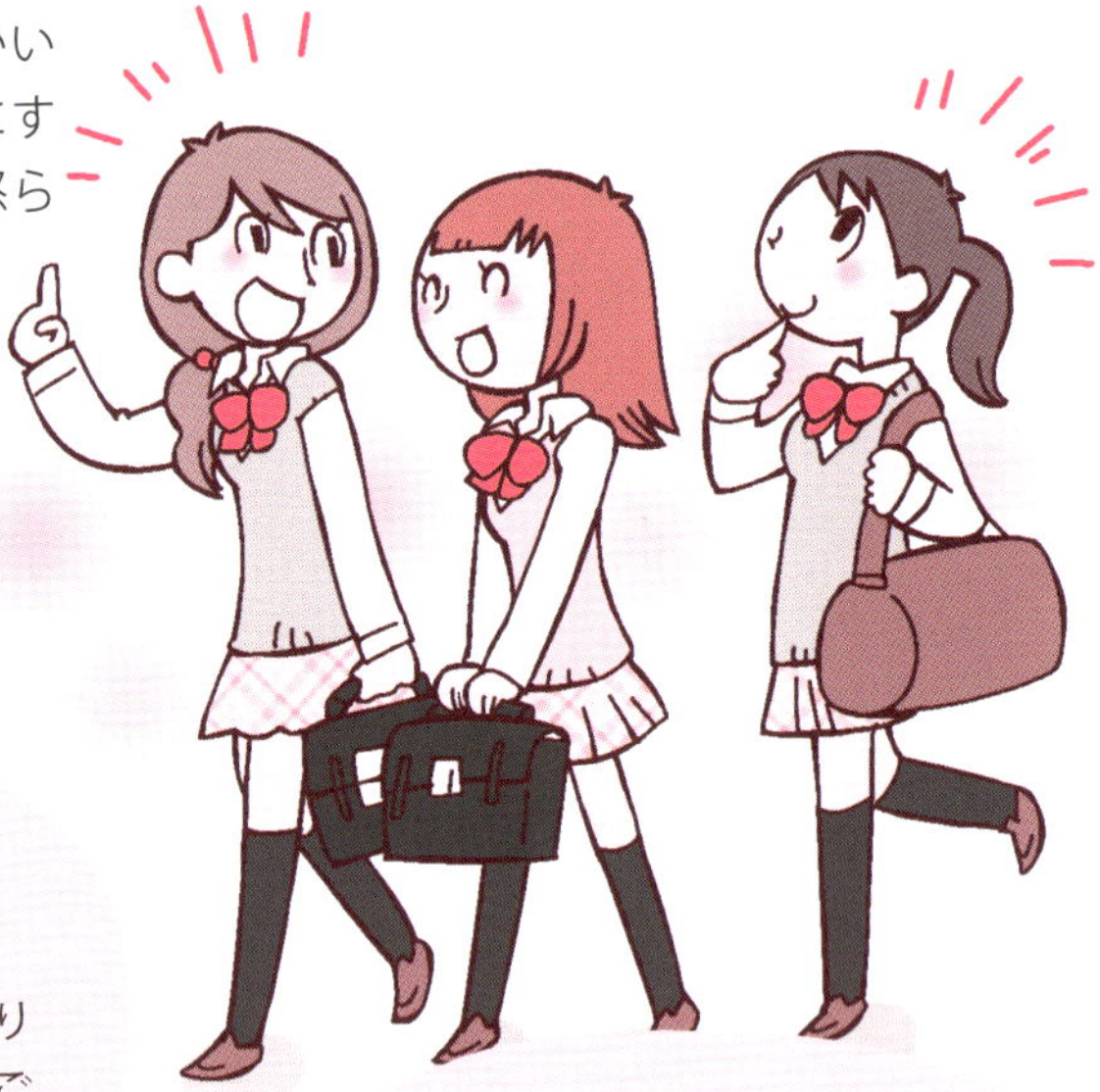

親の手を離れ、子どもどうしですごせるようになっていく

できることが増える

トレーニングによって、おしゃべりや共同作業、遊び、外出など、友達といっしょにできることが増えていく

友達といっしょにいられる

いっしょにいても問題が起こりにくくなる。友達とともにすごせる機会が増え、その幅も広がっていく

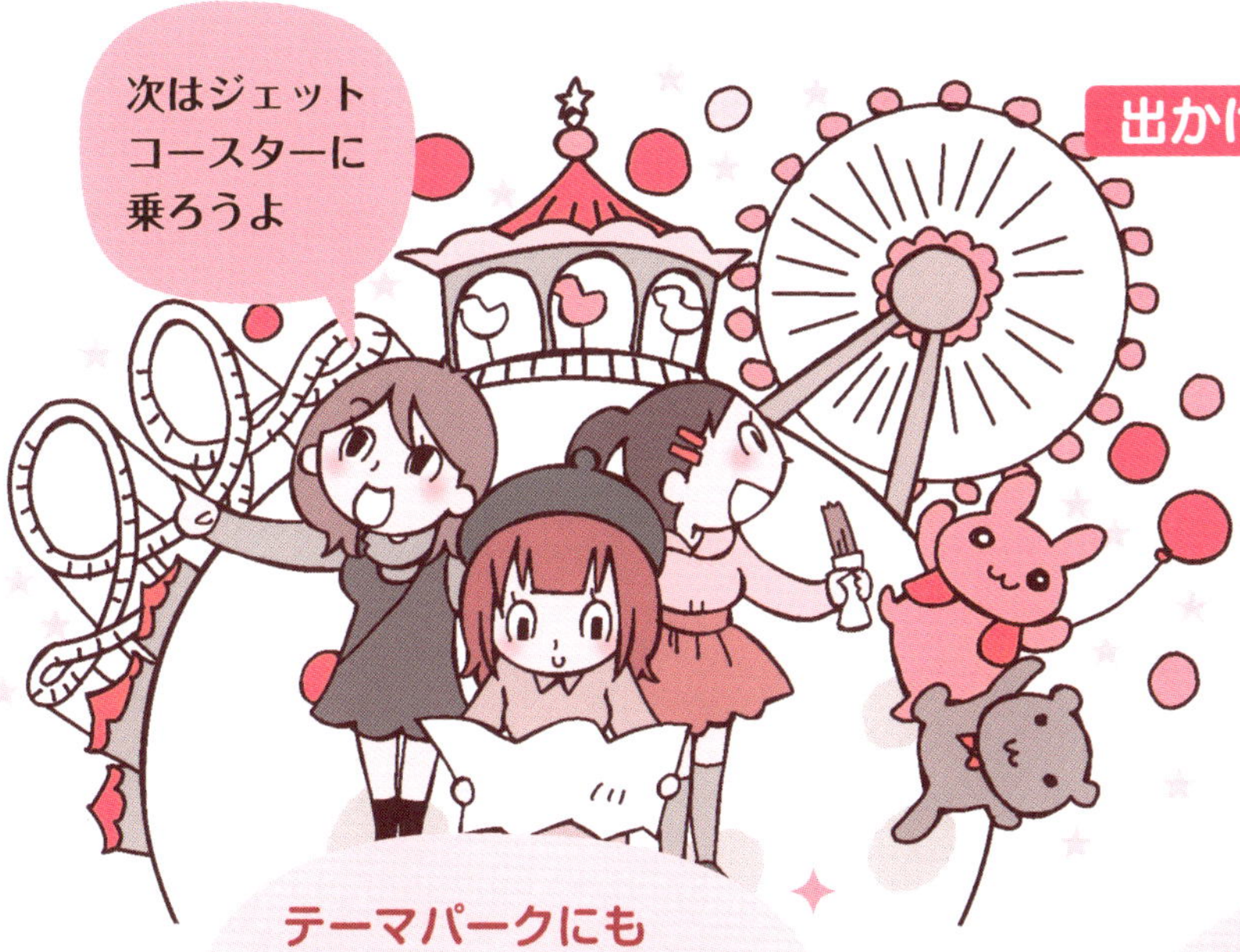
次はジェットコースターに乗ろうよ

出かけることもできるように

友達との付き合いが広がり、深まっていくと、子どもどうしで約束して出かけられるようになります。そのような交流が続けば、友達といっしょに楽しめることがさらに増えていきます。

テーマパークに一日がかりで行けるようになる子もいるが、興味をもてない子や、刺激の多い施設では疲れやすくて長時間遊べない子もいる。テーマパークに限定せず、子どもの成長を見守っていきたい

いっしょに出かけられる

仲良しの友達ができ、いっしょに遊びに行ったり、外で食事をしたりできる。グループでも活動できるように

テーマパークにも行ける！

出かけることも問題なくできれば、やがてテーマパークなどに一日がかりで遊びに行くこともできるように

有光《ありみつ》アドバイス テーマパークは友達づくりの大目標のひとつです

ほかの子ともめごとばかり起こしていて仲間のいない子が、友達とテーマパークに行けるようになるなんて、夢のような話だと感じるかもしれませんね。でも、それはけっして夢ではないのです。

友達付き合いの苦手な子が、今日から努力して明日テーマパークへ行けるかというと、そんなに簡単ではありません。しかし、親子で一つひとつのトレーニングにとりくんでいけば、その積み重ねによって、いずれ大きな目標を達成できる日がきます。そのような大目標をもつことで、日々のトレーニングに、親子とも前向きにとりくんでいけるでしょう。

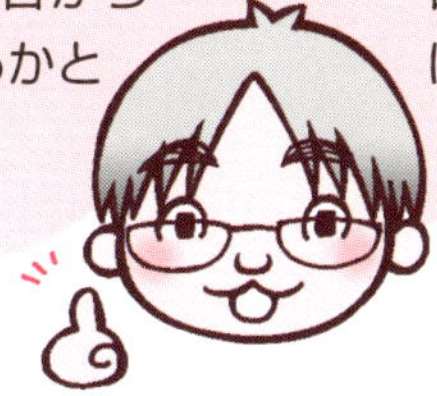

トレーニングの効果

進学や就職にも前向きにとりくめる

付き合いを通じて成長する

友達付き合いは、子どもにとって楽しい体験でもありますが、同時に、成長の機会にもなっています。友達ができ、交流する経験が増えると、それにともなって子どもは自己理解を深め、成長していきます。

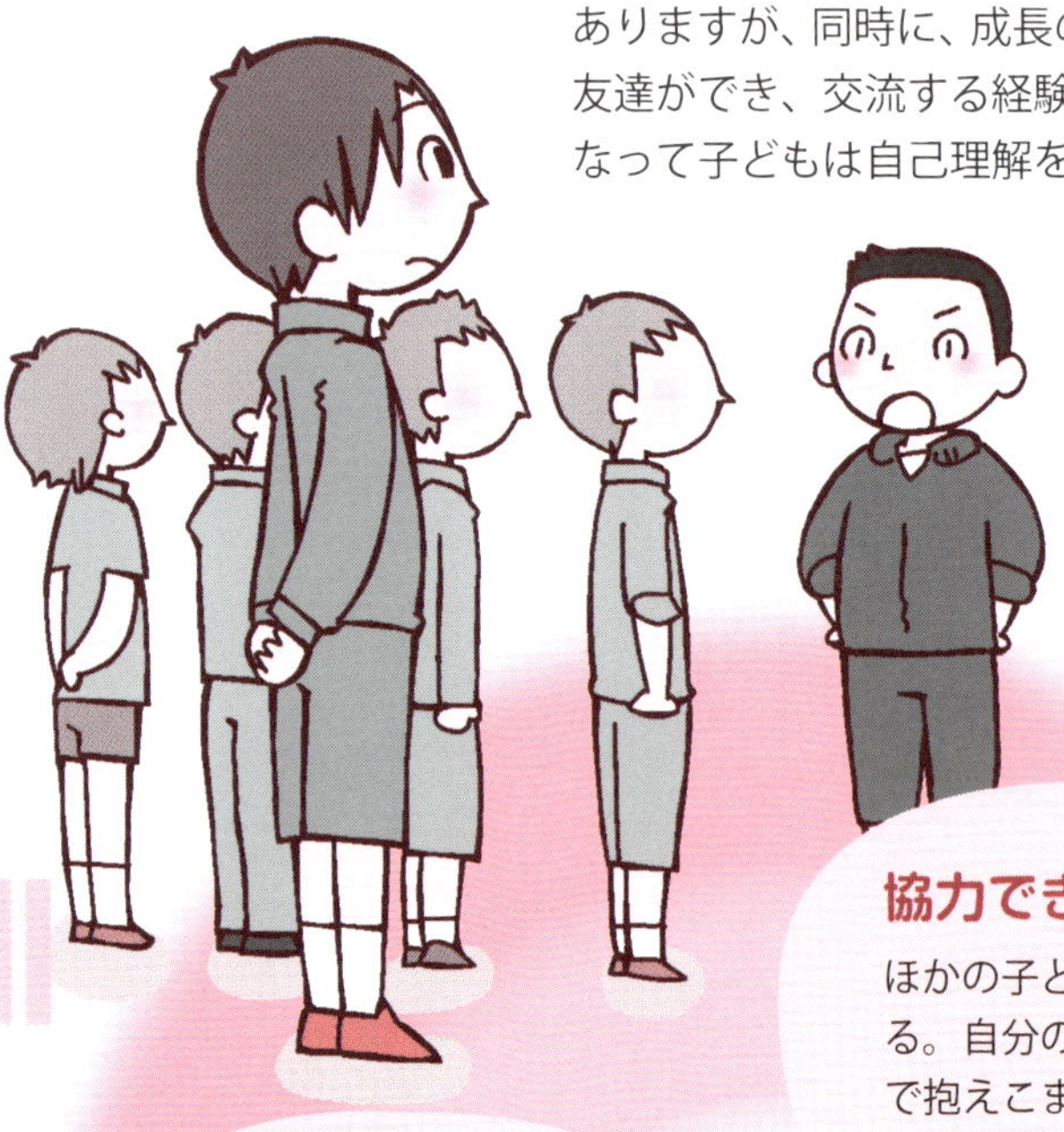

部活のルールを学び、経験を積んでいくなかで「聞く姿勢」が身につくこともある

協力できる

ほかの子と協力できるようになる。自分の苦手なことをひとりで抱えこまず、まわりと相談しながらとりくめる

努力できる

失敗してもあきらめずに努力できるようになる。親や友達から対策を学び、実践するという習慣がつく

楽しめる

学校などでの活動を楽しめるようになる。不安や憤りが減り、ストレスがたまりにくくなる

理解できる

自分の特徴を理解していく。また、友達のことや社会のしくみへの理解も深まる。混乱することが減る

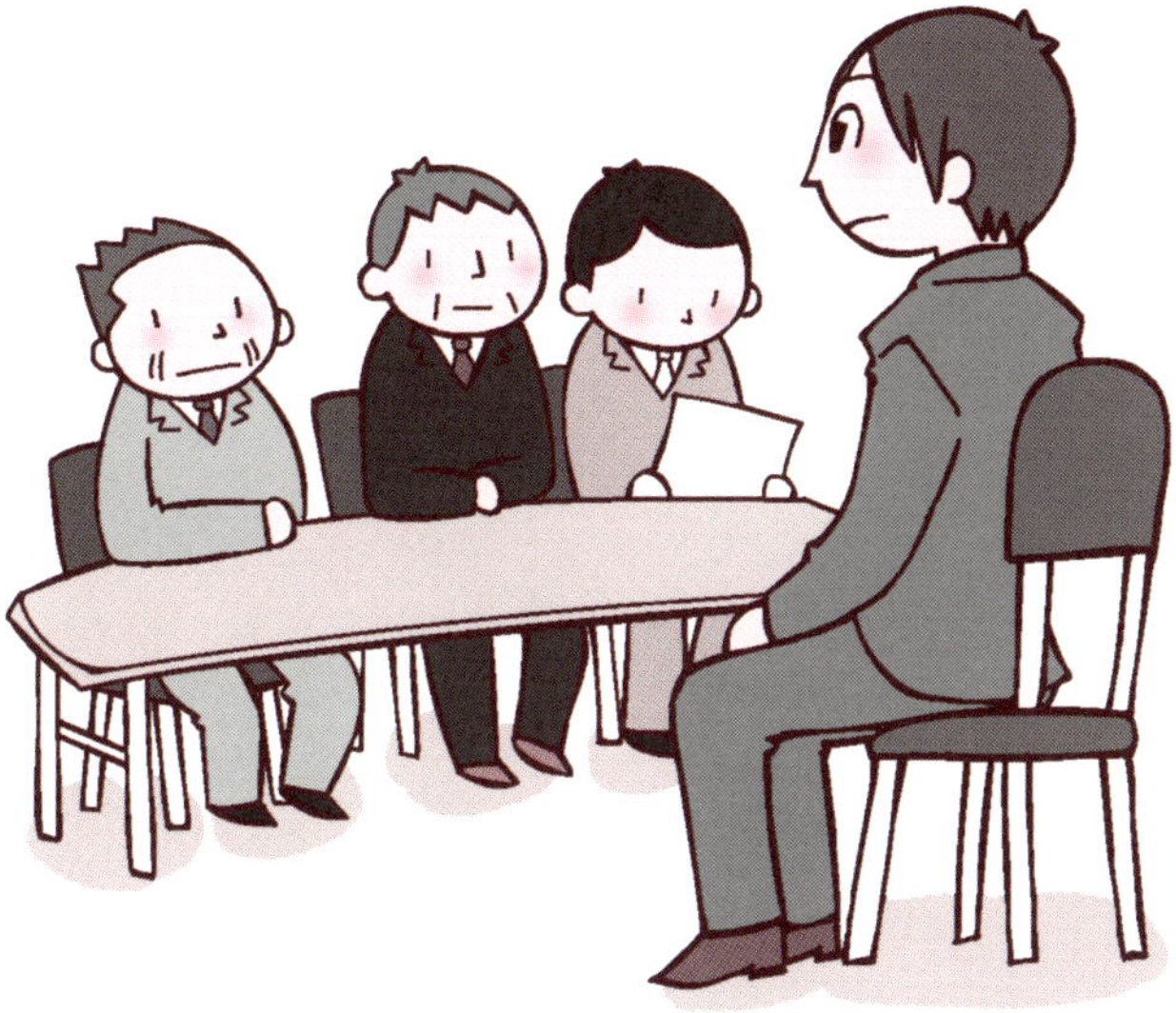

将来設計にもつながっていく

友達づくりを通じて理解力やコミュニケーション能力を伸ばし、成功体験を積み重ねていくと、子どもは自分にできることを認識し、自信を深めます。その思いが将来の夢につながり、進学や就職にも前向きにとりくめるようになっていきます。

進学につながる

学校生活が安定し、勉強やスポーツなどにしっかりとりくめるようになり、進学にもさまざまな希望をもてるように

就職につながる

自己理解が深まり、できること、やりたいことが明確になってくる。将来の就職がイメージできるようになる

「自分を知る」というのが、友達付き合いの意外な効果。就職活動の面接で、自分の長所を具体的に話せるようになる

友達付き合いは社会の縮図

子どもの友達付き合いは、大人にはただの遊びにみえるかもしれません。しかし、それは重要な社会勉強でもあります。

友達との人間関係は、社会の縮図になっています。そこにはルールや役割分担があり、うまくやっていくためには、社会性を身につける必要があります。「友達づくり」トレーニングには、そうした社会性を育てる効果があります。

友達と付き合えれば社会でもやっていける

子どもはある程度の社会性を身につければ、友達とうまく付き合っていけます。逆に言えば、友達と付き合える子は、社会に出てもやっていけるわけです。

友達づくりは、目先のトラブルを解決するだけではなく、将来にもつながるとりくみなのです。

COLUMN

知っておきたい
友達の社交辞令10

会話のなかには社交辞令のように、とくに意味のない言葉があります。発達障害の子、とくにASDの子はそうした儀礼的な発言に対処するのが苦手です。トラブルを防ぐため、よく使われる社交辞令を教えておきましょう。

元気？
（基本的にはあいさつ。健康状態を聞いているわけではない。「元気」と答えればよい）

最近どう？
（最近の出来事を話せばよい）

大丈夫？
（心配してくれている場合が多い。調子が悪ければ素直に言ってもよい）

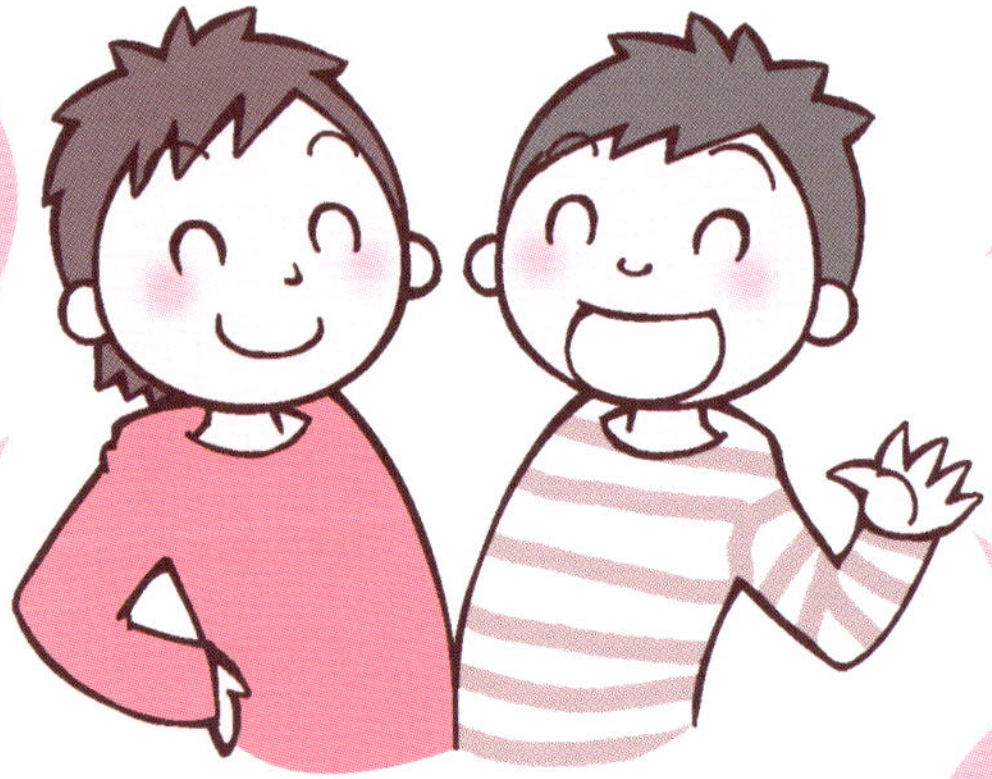

すみません
（呼びかけまたは謝罪）

ごめんなさい
（多くの場合、謝罪）

また遊ぼうね
（多くの場合、社交辞令）

今度○○へ行こうよ
（社交辞令または本当の誘い。会話を続けてどちらかを確認したい）

いつ行く？
（話が具体的になってくれば、本当の誘い）

ぼく(私)、どうだった？
（本気で評価をたずねてはいない場合が多い）

おもしろかった？
（肯定的な返事がよい）

4 親はどこまで、いつまでサポートするか

発達障害の子には、親のサポートが欠かせません。
親としては、大きくなってきたわが子を
いつまでも手伝っていてよいのかと
心配になるかもしれませんが、
子どもを突き放さず、じっくりと育てていきましょう。
そうすれば子どもは必ず成長していきます。

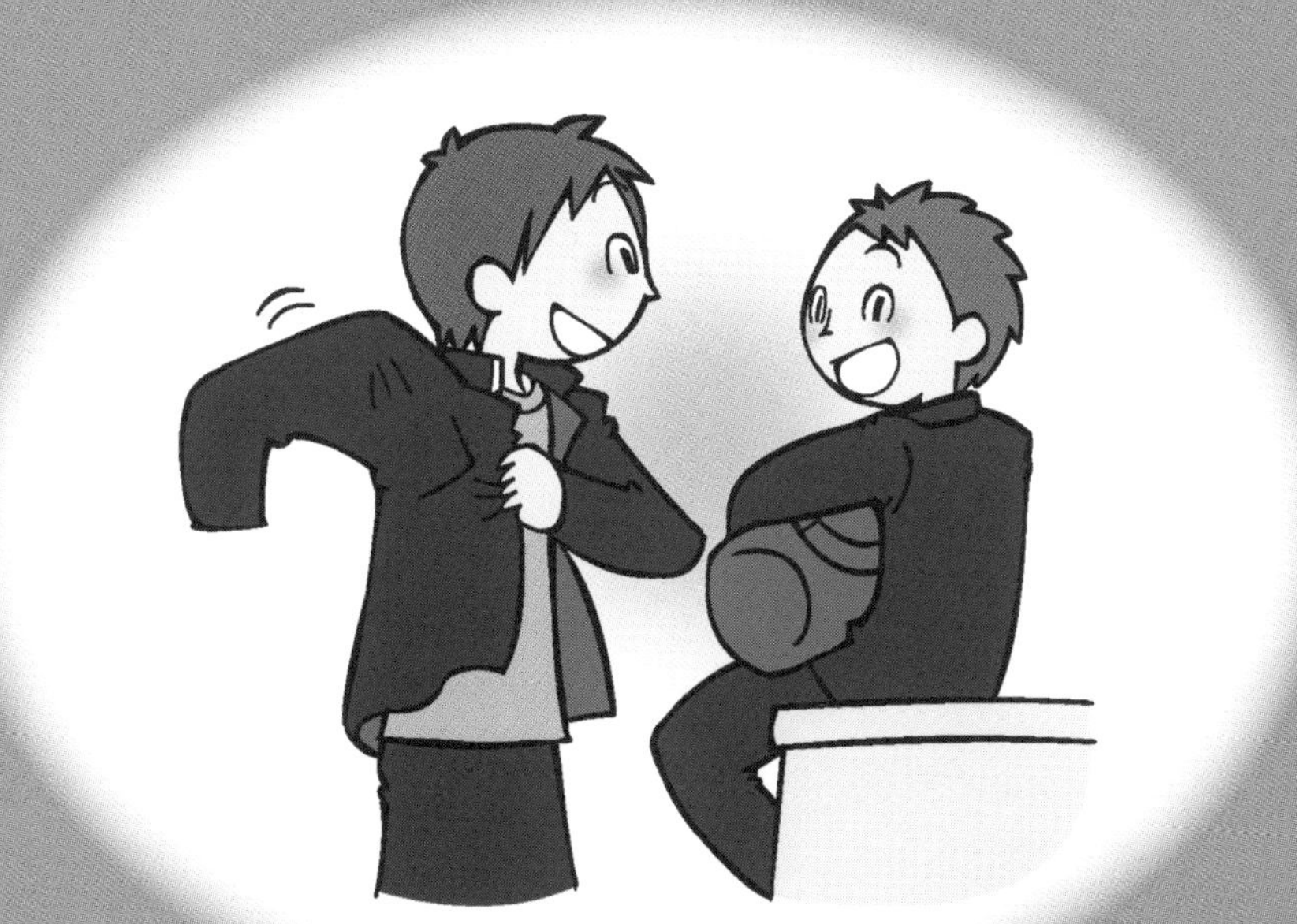

ポイント解説

親はサポーターだと理解して

親ができるのはサポート

子どもの友達付き合いに対して親ができるのは、教える、手伝う、いっしょに練習する、失敗をフォローするといったサポートです。

練習はできる

話題の選び方や表情の読みとり方などを子どもに教え、親子でいっしょに練習することはできる

フォローもできる

練習してもうまくいかないときに、子どもを励ましたり、再度教えたりして、フォローすることもできる

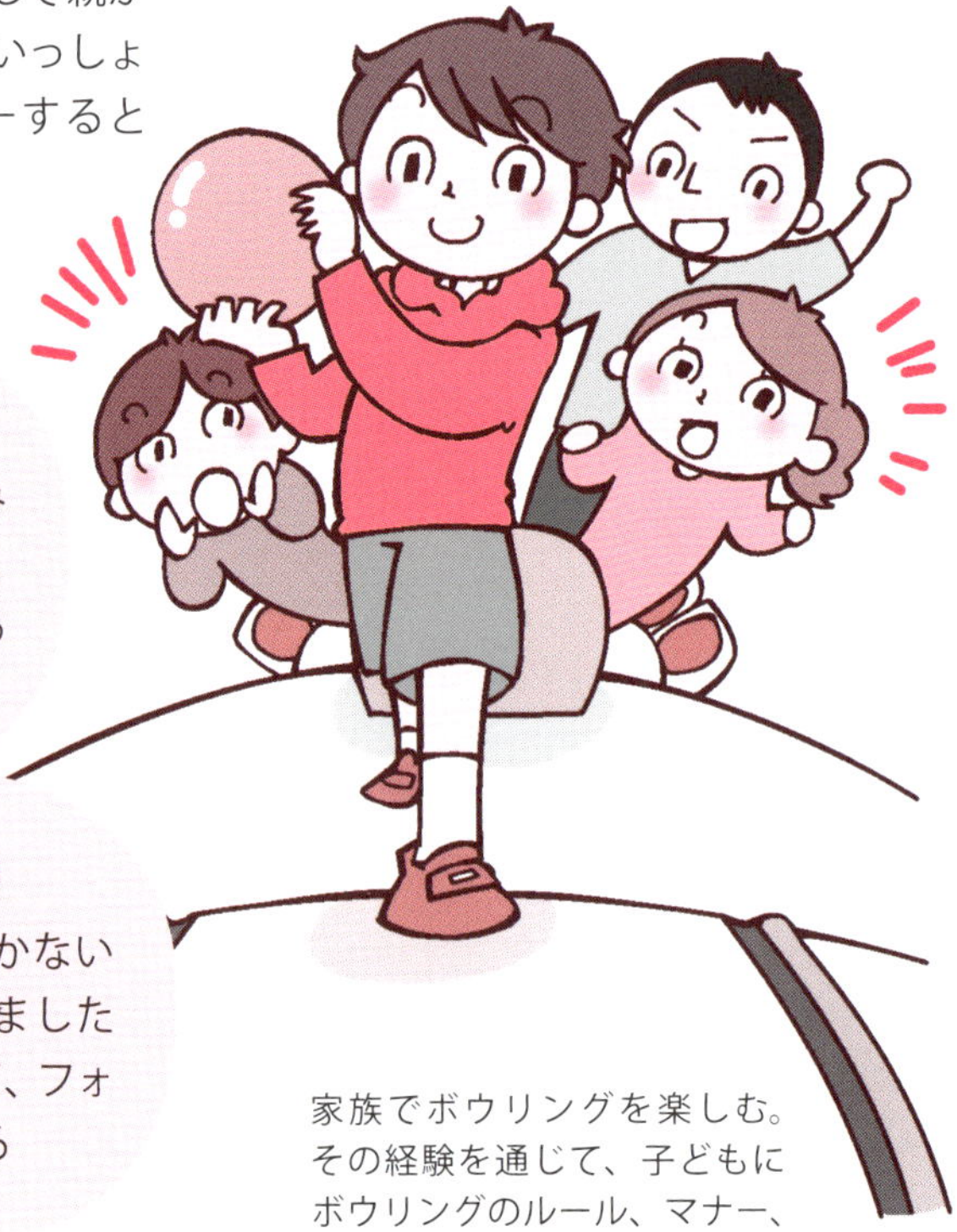

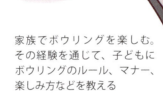

家族でボウリングを楽しむ。その経験を通じて、子どもにボウリングのルール、マナー、楽しみ方などを教える

POINT

親は友達にはなれない

親子で会話やスポーツなどを楽しみ、経験を積むことは大切です。しかし、親が友達の代わりを務められるわけではありません。親の役割と友達の役割を分けて考えましょう。

親には子どもを育てる役割がある。基本的には子どもの味方となり、その子をサポートする。社会性の基礎を教えることはできる

友達には、それぞれの役割がある。発達障害の子の味方になる子もいれば、そうではない子もいる。だからこそ、友達付き合いから豊かな社会性を学べる

友達づくりはまったく違うもの

親子で友達づくりを練習することと、実際に友達をつくることはまったく違います。友達は親と違い、離れていってしまうこともあります。子ども本人が相手との関係をつくっていかなければいけません。

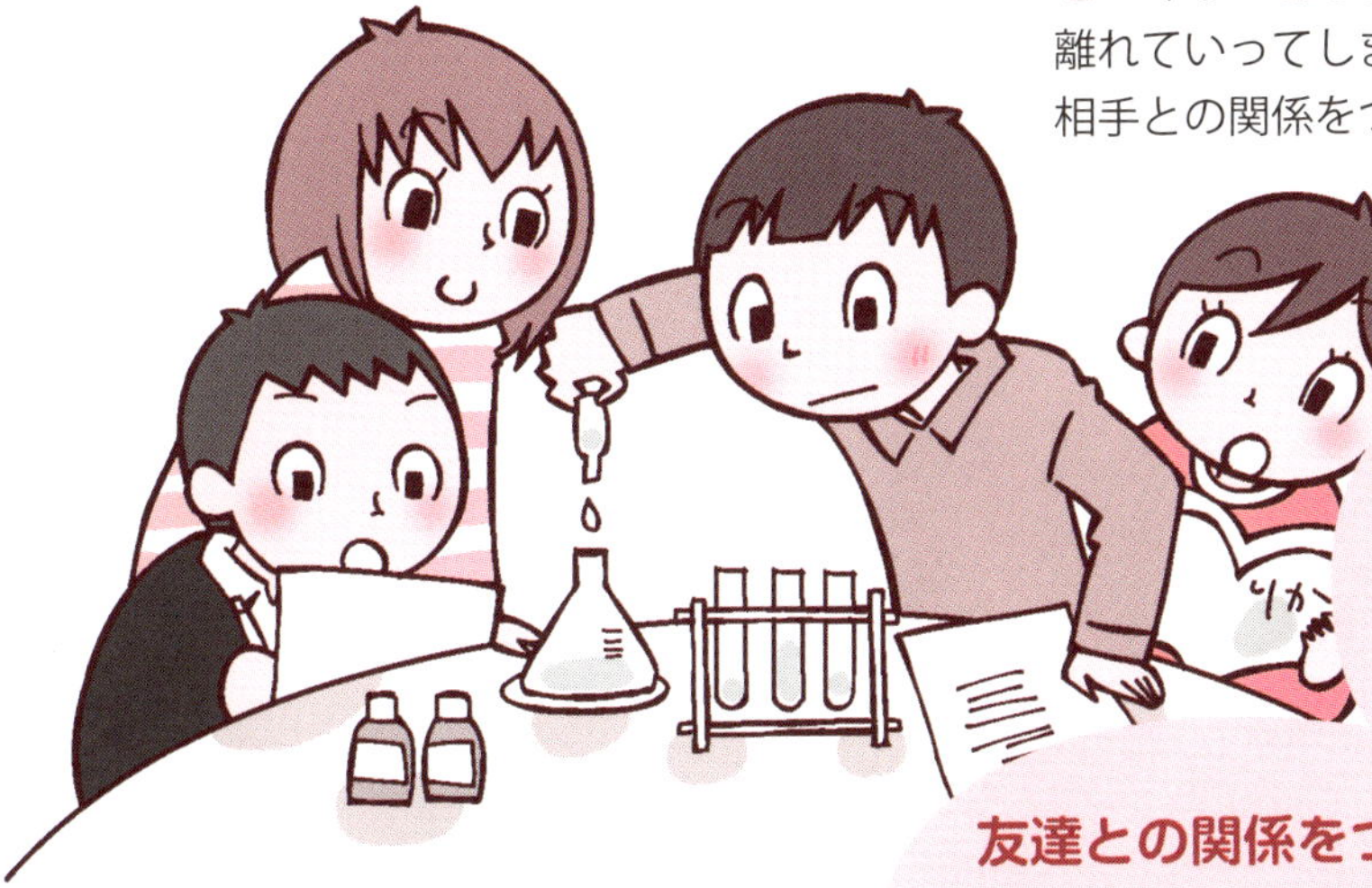

本人がチャレンジする

親子で練習したことを、子ども本人が友達付き合いのなかで実践していく。そのときは親は手伝えない

友達との関係をつくる

子どもと親には切っても切れない関係があるが、友達との関係はこれからつくっていかなければいけない

子どもは学校や地域社会で、友達とさまざまな経験を積む。それがいわば「本番」で、親子のとりくみはそのための「練習」

親は子どもに合わせてしまう

親は子どもを毎日よくみています。その子の得意なことや苦手なことを、ある程度は知っているでしょう。ですから、親は子どもに合わせて行動することができます。

逆に言えば、親はいつでも子どもに合わせてしまうということです。親子関係には絶対的な安心感があります。それは友達付き合いとは本質的に異なるものです。

友達は親のようにはわかってくれない

友達は発達障害の子を、親のようにはわかってくれません。子どもが友達との関係をつくっていくためには、親子関係から一歩踏み出す必要があります。

親子の安定した関係をベースにしながら、そこで完結せず、友達とも付き合えるように、トレーニングしていきましょう。

なによりもまず、子どもたちの力を信じる

仲間になれないと感じてしまう

親も子ども本人も、人間関係のトラブルが何度も続くと、誰とも友達にはなれないのだと考えがちです。「発達障害の特性があるから友達はできない」と感じてしまうのです。

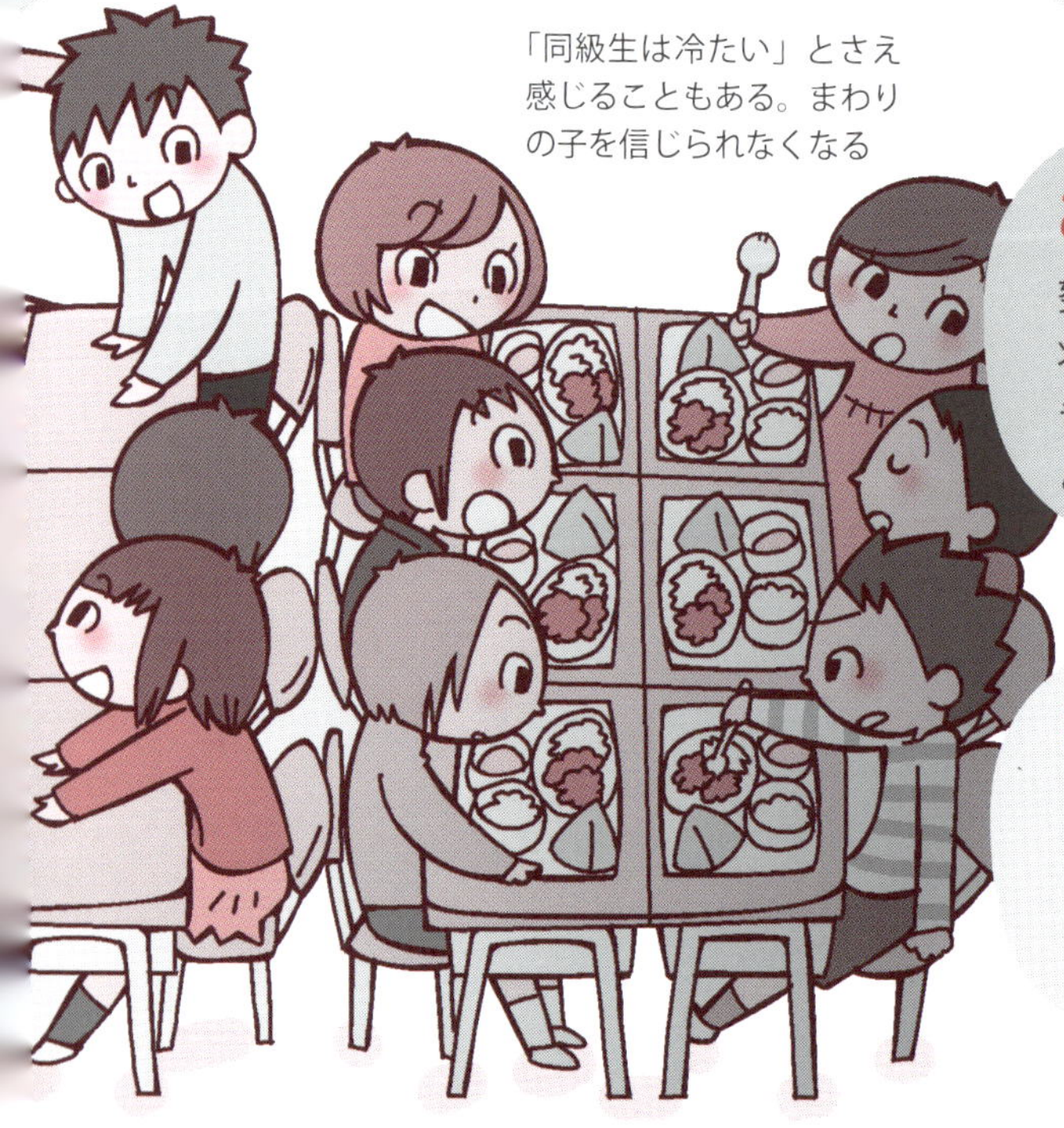

「同級生は冷たい」とさえ感じることもある。まわりの子を信じられなくなる

友達ができない

「会話が苦手」「衝動性が強い」といった特性があり、友達付き合いのトラブルが多い。それが解決できず、友達ができない

↓

あきらめる ×

努力しても問題を解決できない状況が続き、友達付き合いをあきらめてしまう。そして会話などがより苦手になっていく

↓

期待しなくなる

親も子も、まわりの子に期待しなくなっていく。人を頼らず、親子だけでがんばっていこうという気持ちになる

子どもには楽しむ力がある

友達付き合いがうまくできないのは、発達障害の子本人とまわりの子の間にすれ違いがあるから。本人は一生懸命やっているのに、それがまわりに伝わらず、やる気がないのだと思われているようなケースがよくあります。

トレーニングにとりくみ、そうした誤解をとくと、発達障害の子もまわりの子も、行動が変わります。どちらも「こうすれば仲良くできるんだ」ということを、理解していくのです。

子どもたちには、そうした変化を楽しむ力があります。その力を信じて、あきらめずに対応していきましょう。

わが子と友達を信じる

なかなか友達ができないときには、悲観的な気持ちになるのも当然です。しかし、あきらめずに子どもたちを信じてトレーニングをしましょう。子どもには学ぶ力があります。発達障害の子もまわりの子も、相手を理解し、成長していくことができます。

友達はできない？

「会話が苦手」「衝動性が強い」といった特性は、なくなるものではない。しかし、そのせいで友達ができないとはかぎらない

信じてトレーニング

子どもの成長する力を信じて、親子で「友達づくり」トレーニングにとりくみ、悩みをひとつずつ解消する。そして友達付き合いを広げ、深めていく

子どもは楽しめる

子どもたちには楽しむ力がある。それぞれの個性の違いを理解し、それを楽しみながら活動できるようになっていく

子どもは支え合う

質問したり相談したりするスキルを伸ばしていけば、発達障害の子はまわりの子のサポートを得やすくなる。自分でもほかの子を支える機会をもてる

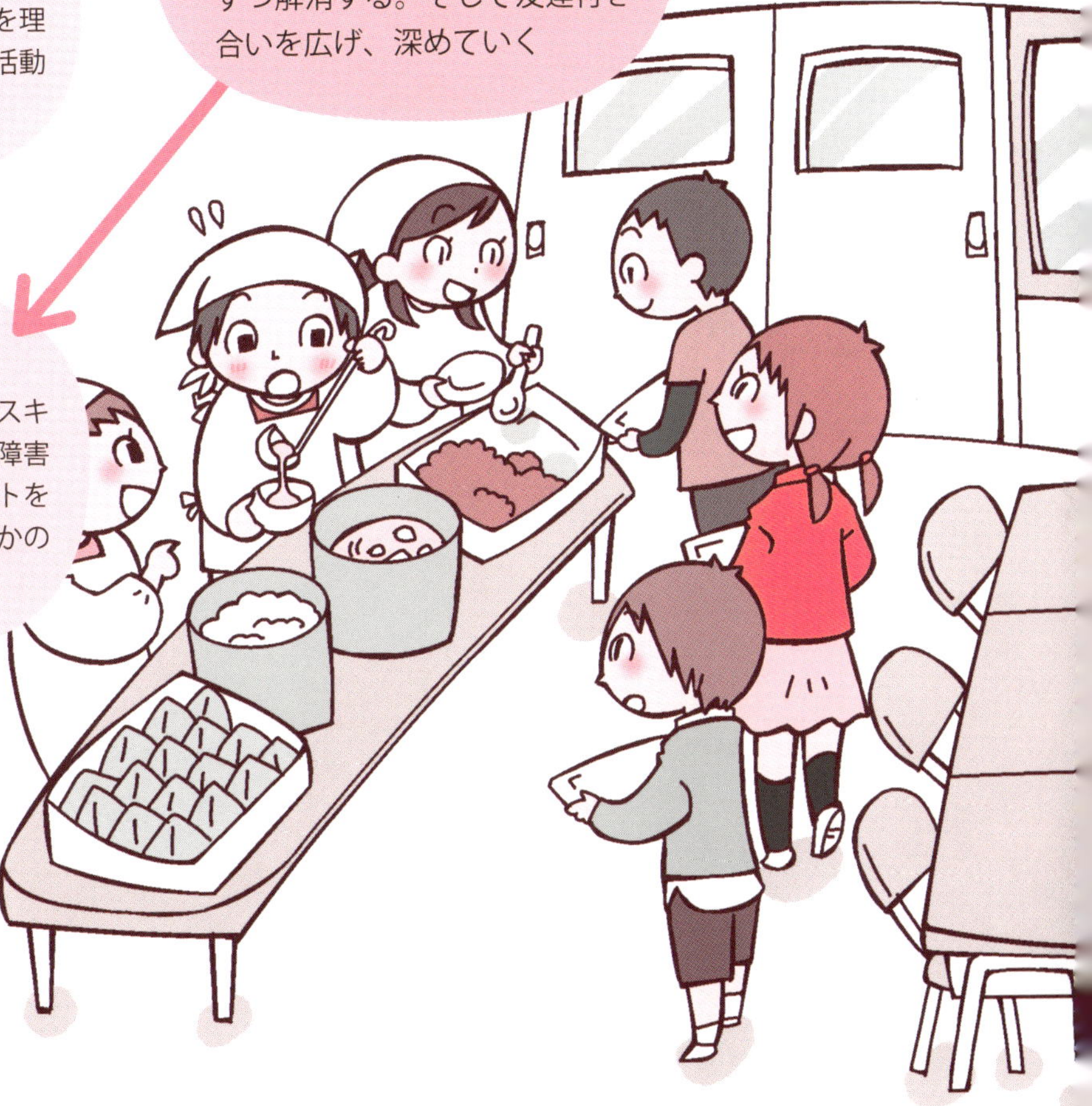

トレーニングで付き合いを深めていけば、「動作が大ざっぱ」でスープをうまくよそえないことがあっても、友達に教えてもらえる。特性が問題につながりにくくなる

親ができること

ほかの子よりもちょっと長く面倒をみる

いつまでも苦労が続くわけではない

発達障害の子を育てている親からの問い合わせに「いったい、いつまでこういうことを続ければいいんでしょうか」という悲痛な言葉があります。発達障害の子どもとの暮らしは、それだけ見通しが立ちにくいということです。

子どもによって見通しは違いますが、基本的には「同年代のほかの子よりちょっと長く続けましょう」というのが、答えです。

発達障害の子は確かに発達がゆるやかで独特です。しかし、ほかの子よりも丁寧に、少し長く面倒をみていけば、しっかりと成長していきます。親の苦労がいつまでも続くわけではありません。

先がみえなくて不安

トレーニングをはじめると、子どもにはさまざまなサポートが必要なことがわかってきます。すると、いつまで、どこまで面倒をみればよいのかわからなくなり、不安を感じることもあります。

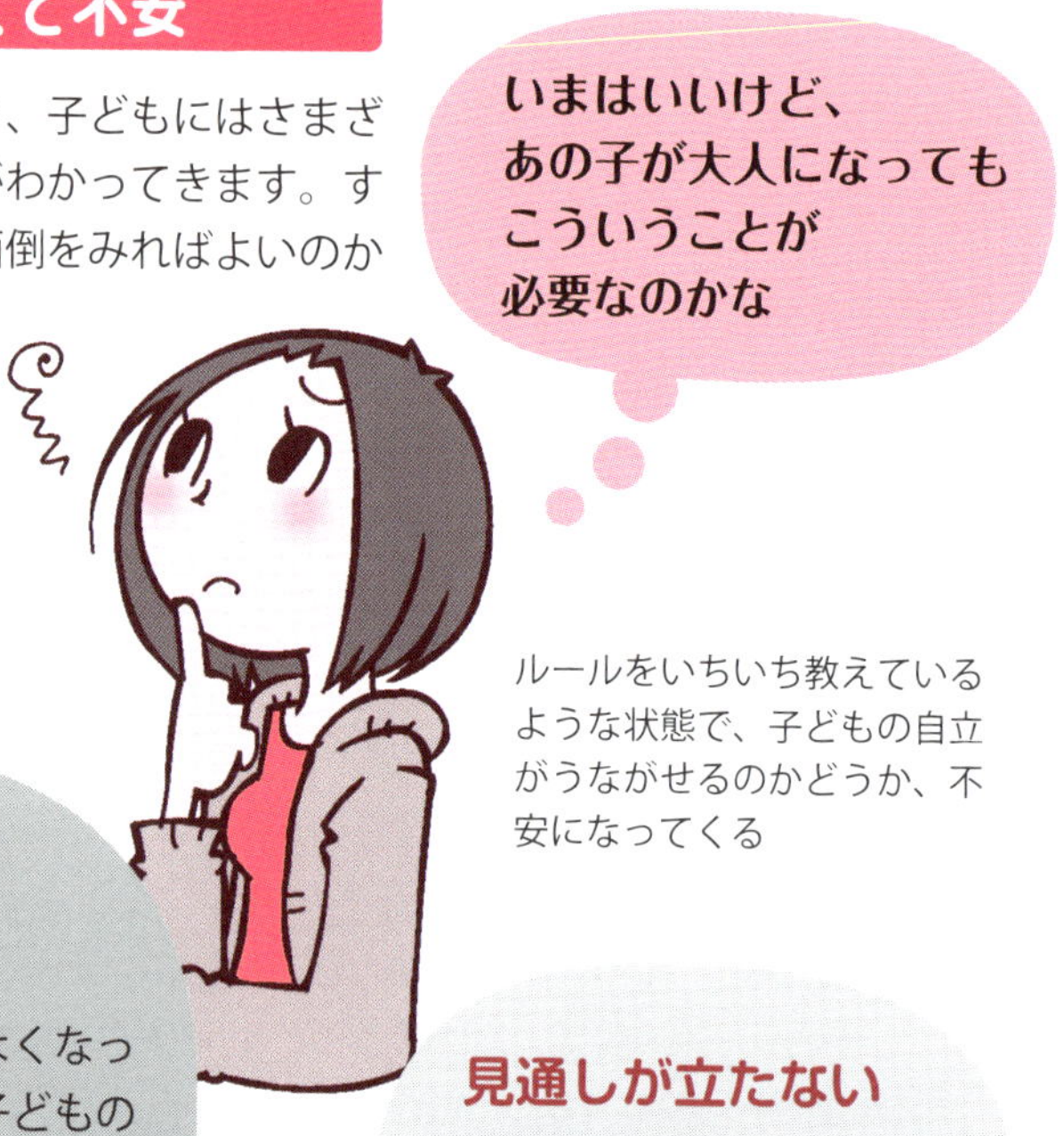

いまはいいけど、あの子が大人になってもこういうことが必要なのかな

ルールをいちいち教えているような状態で、子どもの自立がうながせるのかどうか、不安になってくる

見通しが立たない

目先のトラブルを一つひとつ解消することはできても、その先の見通しが立たず、心配になることがある

×　サポートをやめてしまう

トレーニングの効果が出なくなってきたときや、年齢的に子どもの自立をうながしたくなってきたときに、親がサポートをやめてしまうことがある。しかしそれでまたトラブルが増える

不安でもサポートを続ける

トレーニングをしても親が思っているほどうまくいかず、不安やあせりが出てくることもあるでしょう。そんなときは「人よりゆっくり、自分らしく成長するタイプなのだ」と考えてみてください。そして、サポートを続けましょう。

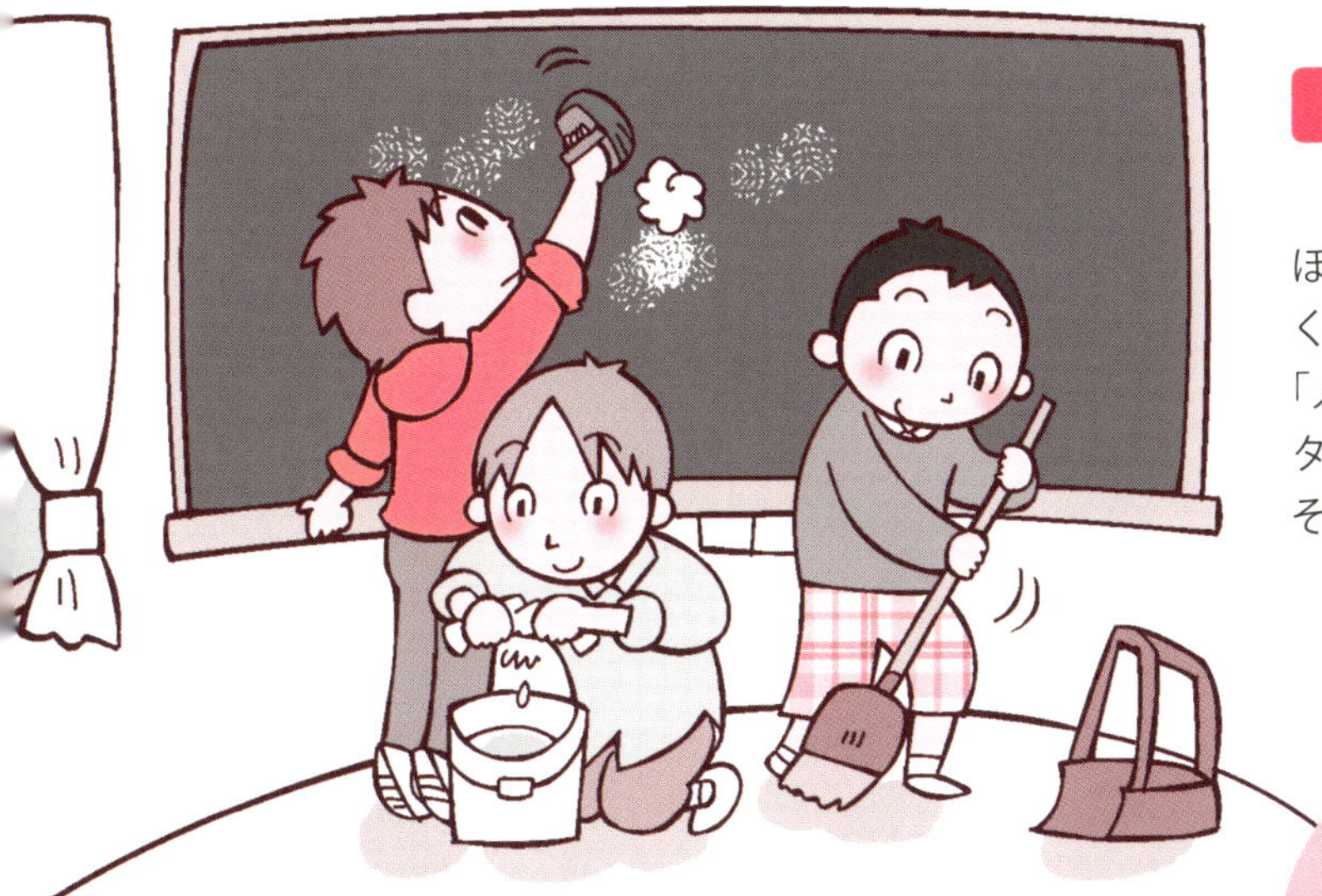

最初は親や友達にたすけてもらっていても、そのうち自分の役割を理解し、きちんと果たせるようになる

ちょっと長く面倒をみる

発達障害の子は社会性の発達がゆるやか。学年を目安にせず、その子の発達段階にそった小さな目標を立て、ほかの子よりちょっと長く面倒をみるつもりで対応する

できるようになっていく

子どもに合ったサポートを続けていけば、社会性が育ち、さまざまなことができるようになっていく

有光《ありみつ》アドバイス 発達障害の子も、その子らしく発達していきます

サポートをしても期待通りの効果が出ないと、発達障害の子には特性があるから、やはり友達づくりは無理なのだと感じてしまうことがあるかもしれません。

しかし、それは大きな間違いです。発達障害の子も、その子らしく成長します。伸びやすいところとそうではないところがあるだけです。そしてそれは、ほかの大多数の子どもだって同じです。

発達障害の子の場合、苦手なところは本当に伸びにくいため、それを補う別の方法を教えなければいけないこともあります。しかし、そうして対応していけば、いずれ仲のよい友達がみつかります。

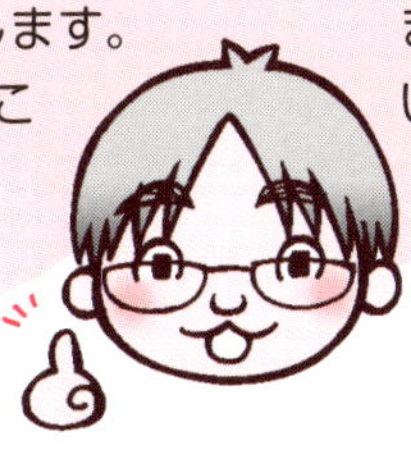

勉強より社会性のがんばりどころだと考える

親は勉強をやらせたがる

友達付き合いに問題が起こっていても、親がそれをあまり重要なことだと考えない場合があります。「友達がいなくても生きていけるが、勉強や仕事ができなければ生きていけない」というふうに考えてしまうのです。

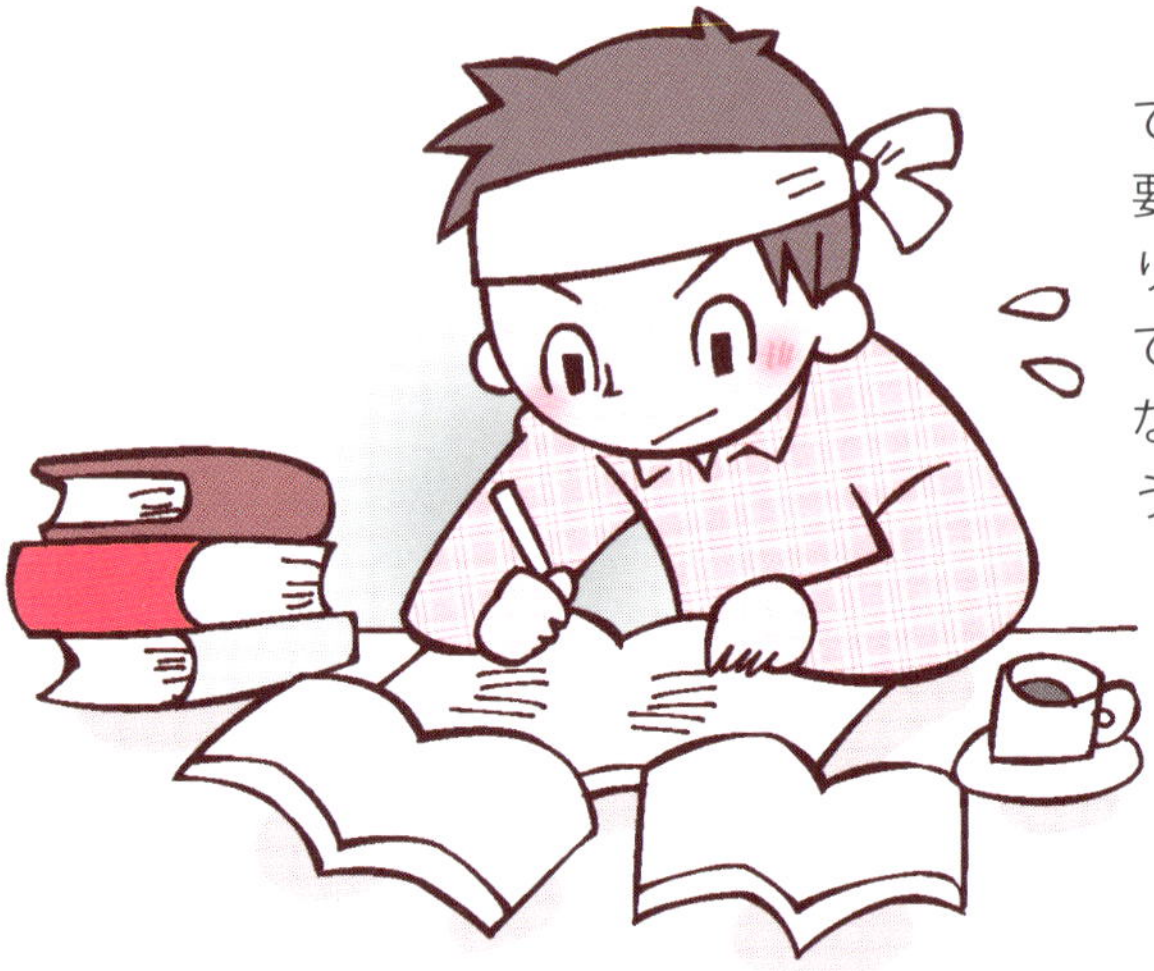

友達との遊びが広がらないこともあって、自宅でいつも猛勉強。学習面ではよい結果が出る

子どもに苦手なことが多い

友達付き合いがうまくできず、スポーツも得意ではないなど、子どもの苦手なところが親には気になる

親は勉強をがんばらせようとする

親は、友達ができなくても、勉強ができれば進学や就職につながると考えてしまいがち。そして勉強に力を入れはじめる

勉強ならできる場合もある

LD があって学力が伸びにくい子もいるが、ASD で記憶力が強い子など、勉強がよくできる子もいる

学力以外の力が育っていかない

勉強ができるようになると、親はそれで少し安心するが、じつはそのとき、学力以外の大事な力が育っていない

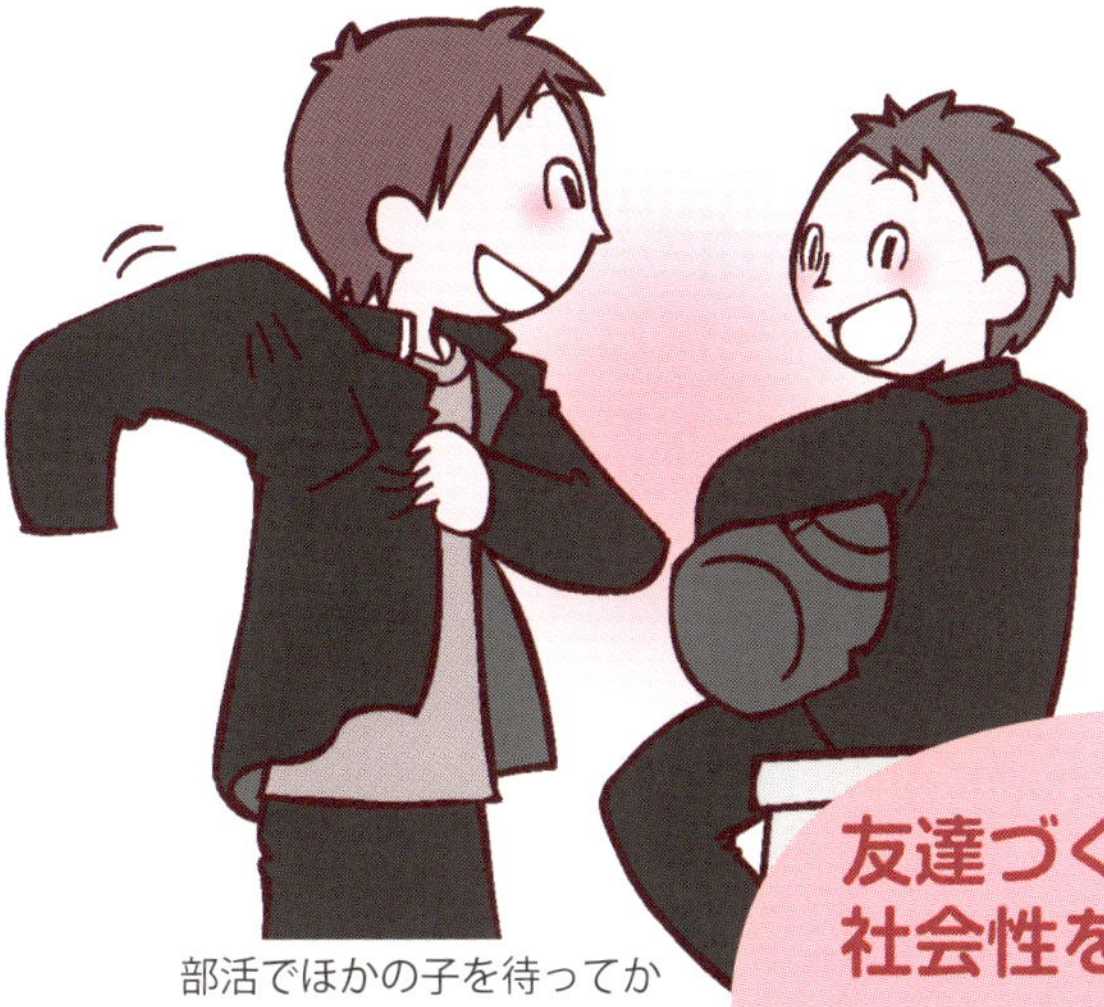

部活でほかの子を待ってからいっしょに帰るという何気ない体験が、社会に出たとき「人を待つ」というスキルとしていきてくる

じつは友達づくりも重要

勉強が重要でないとはいいませんが、子どもが成長し、社会で生きていくためには、学力以上に社会性が重要です。どんなに勉強ができ、仕事ができても、人と交流できない人は、いろいろと苦労します。友達づくりも軽視せず、とりくんでいきましょう。

友達づくりで社会性を伸ばす ○

あきらめずにトレーニングして友達付き合いを広げていけば、その過程で子どもの社会性が伸びる。人と話すこと、ルールを守ることなどが身についていく

得意なことがいかせるように

苦手なことがあっても、友達に協力してもらいながら活動できるようになる。すると、得意なことも発揮できるようになっていく

社会人としての成長にもつながる

友達と付き合える子は、やがて年上の先輩とも付き合えるようになり、社会に出てからもさまざまな人と交流できるようになる

一〇代の友達づくりで社会性が育つ

友達づくりが苦手な子は、社会性がまだ十分に育っていません。そのままでは大人になってから苦労するので、いまからトレーニングにとりくみ、友達付き合いを広げて社会性を育てましょう。

一〇代なら、まだ子どもどうしの社会性やコミュニケーション能力に格差がありません。その段階で対応をはじめたいものです。

社会性に点数はないが友達付き合いに表れている

学校の勉強と違って、社会性には点数がありません。そのため、親も子ども本人も、社会性の不足を具体的にイメージするのは難しいでしょう。しかし、じつは友達付き合いのトラブルという形で、社会性の有無は表れています。トラブルが続くようなら、対応が必要だということです。

親ができること

「目にみえない努力」に理解を示す

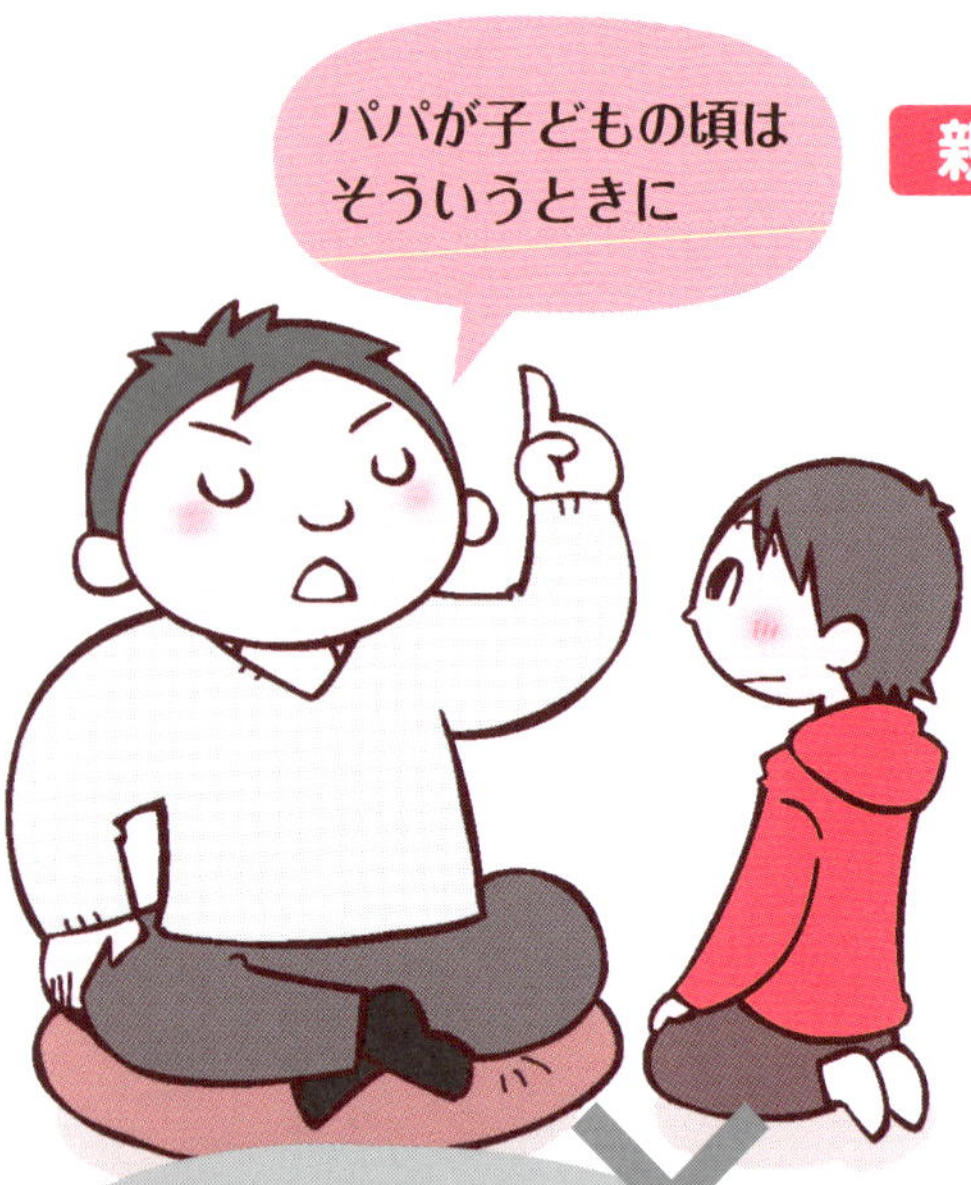

親はすぐに結果を求める

親は子どもにものごとを教えたあと、それがすぐに実をむすぶことを期待しがちです。そして、よい結果が出ないと、さらに指示や指導をおこない、子どもをせかしてしまったりします。

親は自分が子どもの頃にしていたことを教えようとする。しかしそれが子どもには負担になる

よい結果が出ない

うまくいかないときには、子どものできそうなことを再度提案するのがよいのだが、親はあせって自分のやり方を押しつけがち

経験を伝えようとする

子どもの特徴に合わせた方法でうまくいかないと、今度は親自身の考えや経験を伝えて、問題を解決しようとしがち

子どもの努力は親にはみえにくい

子どもの成長する力を信じ、ほかの子よりもじっくりとサポートして、社会性を伸ばしていく。それが、友達づくりを通じて親が子どもにできることです。

その過程では、友達関係のトラブルがなかなか解決せず、トレーニングに不安や疑問を感じることがあるかもしれません。

そういうときには、子どもの努力に目を向けましょう。トレーニングの効果が実感できます。ただし、子どもの努力は、親にはみえにくいもの。親の期待や社会常識を基準にせず、その子自身の成長の歩みをみて、小さな一歩ずつの成長をほめてあげてください。

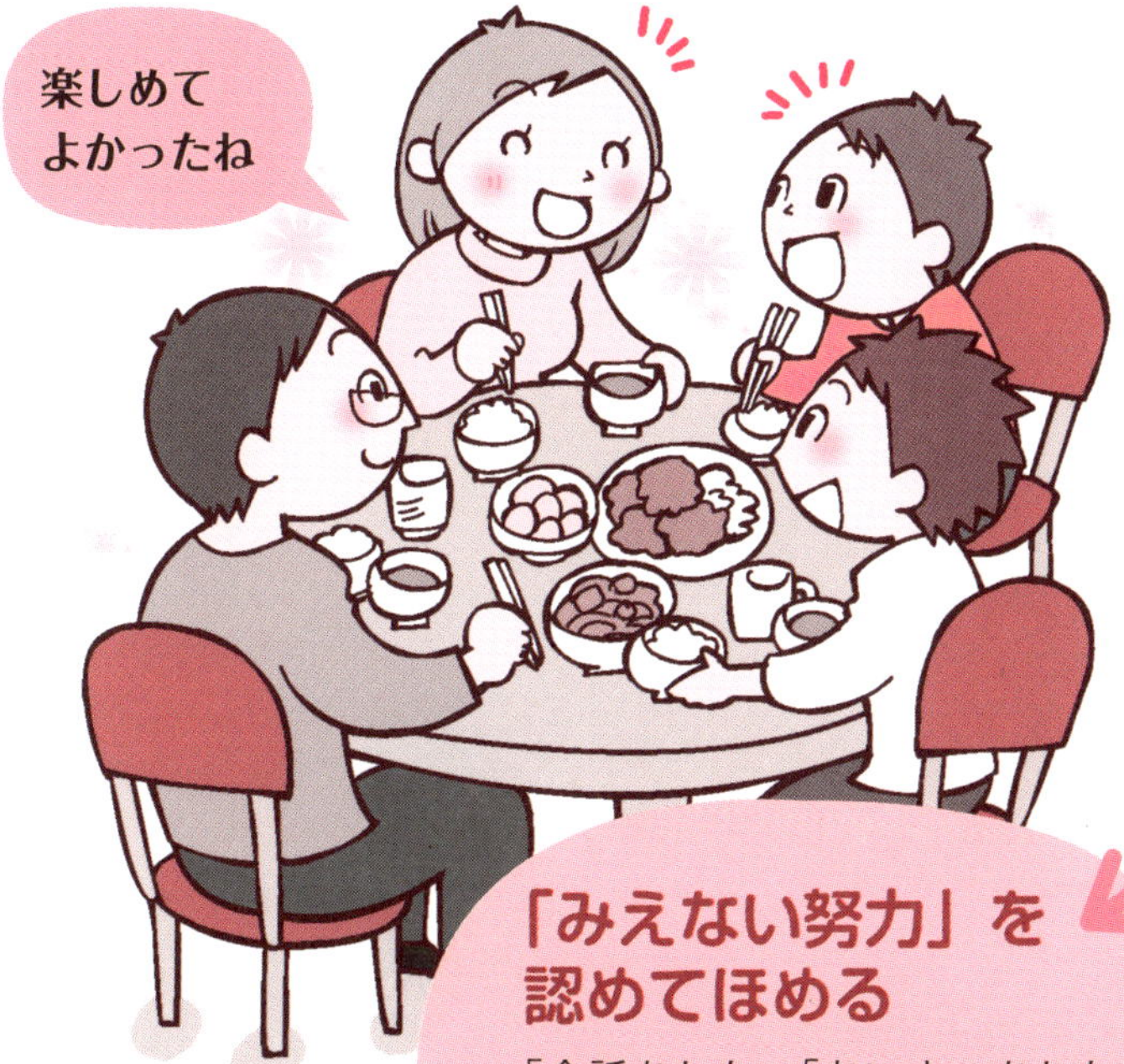

大きな成功も、大げさなほめ言葉も必要ない。子どもが一日をその子なりに一生懸命過ごしたことをほめたい

小さな一歩に目を向ける

順調に成長してきた大人は、あせるかもしれません。しかし、子どもは少しずつ成長しています。目覚ましい結果を求めるのではなく、その子の小さな一歩の努力に目を向けてください。

子どもを基準にする

子どもの成長を、親自身の過去や、ほかの子の様子と比べるのはやめる。子どもを基準にして、その子が以前と比べてどう変わったかをみる

「みえない努力」を認めてほめる

「会話をした」「あいさつをした」「部活に出た」といった当たり前の出来事に、子どもの精一杯の努力が表れている。そのような「みえない努力」を認めてほめる

有光《ありみつ》アドバイス この本を読めば、子どもの努力がみえてきます

友達づくりは、一朝一夕に上達するものではありません。トレーニングをしても、目をみはるような効果はすぐには出ないでしょう。子どもの言動は、学年並みにもならないかもしれません。親には子どもが努力をしていないようにみえることも、あるでしょう。

しかし、この本で解説してきた通り、発達障害の子はその子なりの方法で努力しています。この本を読めば、子どもの苦労がわかり、大人の目にはみえにくい努力が、みえてくるはずです。それをサポートできるのは親だけです。子どもの成長を見守っていきましょう。

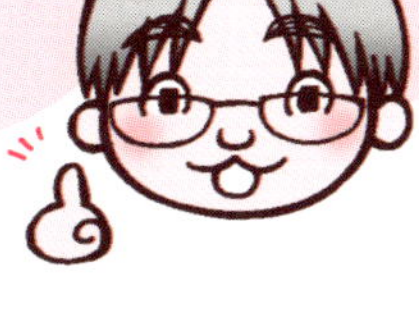

COLUMN

ひとり立ちをめざす

親離れワード10

トレーニングを通じて子どもの社会性を育むことができれば、その子はひとり立ちに向けて歩みはじめます。子どもに判断や行動をまかせたり、実践をうながしたりして、主体性を伸ばしていきましょう。ただし突き放すのはいけません。質問してたすけ舟を出したり、休ませたりすることも必要です。

- あなたにまかせるよ（手や口を出さない）
- でも、できなかったら言うのよ（逃げ道を用意する）
- 少し休もうか（無理しそうなときは止める）
- 何時にどこへ行くの？（本人に確認させる）
- どうして？なにかあった？（投げやりなときには質問する）
- ○○してみたら？（提案をするのもよい）
- やってごらん（実践をうながす）
- そうそう、合っているよ（実践を見守り、ほめる）
- その話、友達にもしてみたら？（よい実践をほめて定着させる）
- 何回でもやり直せばいいよ（失敗しても責めない）

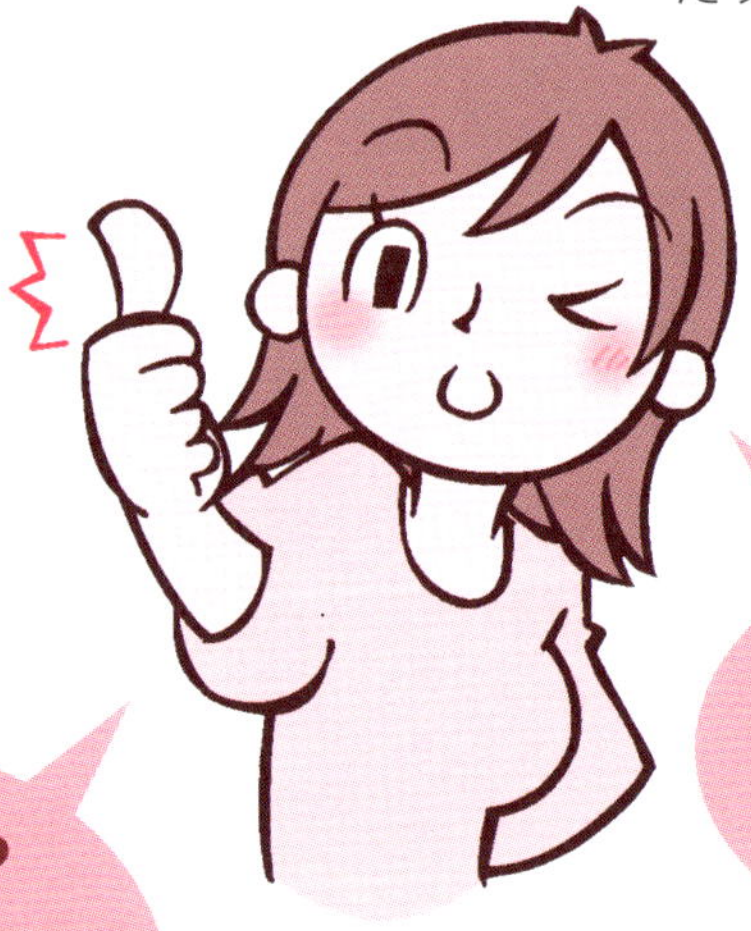

■ 監修者プロフィール

有光興記（ありみつ・こうき）

1971年兵庫県生まれ。関西学院大学文学部総合心理科学科教授。博士（心理学）、臨床心理士。

カウンセリングや認知行動療法、マインドフルネスをベースに、発達障害の子へのソーシャルスキルトレーニングを実践している。その成果をまとめた既刊『発達障害の子のコミュニケーション・トレーニング』『発達障害の子の「イライラ」コントロール術』（どちらも講談社）が好評。

● 編集協力
オフィス201（石川 智）

● カバーデザイン
谷口博俊（next door design）

● カバーイラスト
高田茂和

● 本文デザイン
南雲デザイン

● 本文イラスト
めやお

健康ライブラリー

発達障害《はつたつしょうがい》の子《こ》の
「友達《ともだち》づくり」トレーニング

2016年12月14日　第1刷発行
2021年 4 月28日　第2刷発行

監　修	有光興記（ありみつ・こうき）
発行者	鈴木章一
発行所	株式会社 講談社 東京都文京区音羽２丁目-12-21 郵便番号　112-8001 電話番号　編集　03-5395-3560 販売　03-5395-4415 業務　03-5395-3615
印刷所	凸版印刷株式会社
製本所	株式会社若林製本工場

N.D.C.378　98p　21cm

ISBN978-4-06-259856-9

■ 参考資料・参考文献

相川充＋猪刈恵美子著
『イラスト版子どものソーシャルスキル
友だち関係に勇気と自信がつく42のメソッド』（合同出版）

有光興記監修
『発達障害の子の「イライラ」コントロール術』（講談社）

有光興記監修
『発達障害の子のコミュニケーション・トレーニング』（講談社）

子安増生著
『心の理論』（岩波書店）

藤美沖マンガ・イラスト
『学校では教えてくれない大切なこと②
友だち関係～自分と仲良く～』（旺文社）

ロビン・マッケカーン作、上田勢子訳、桑田木綿子絵
『学校のトラブル解決シリーズ6　ネットいじめ
エスカレートしないために』（大月書店）